KB193614

만성질환 정복법

더 건강하게 오래 사는

만성질환 정복법

송봉준 지음

모아북스
MOABOOKS

만성질환 치료의 정석

"당신은 건강한 삶을 원하십니까?"

이렇게 물으면 누구나 "그렇다"라고 대답할 것이다.

"그렇다면 건강한 삶은 무엇에서 올까요?"

이런 질문을 하면 대답이 여러 가지로 갈리지만 대개는 말문이 막히고 만다. 그토록 건강한 삶을 원하면서도 깊이 생각해보지 않았고 건강의 원천이 어디에 있는지 잘 모르기 때문이다.

건강한 삶은 균형 잡힌 영양 섭취에서 시작된다

건강에서 가장 중요한 것은 영양이다. 운동이든 스트레스 해소든 다른 모든 방법은 영양 다음이다. 영양이야말로 건강한 삶의 제일 원천이자 기본 조건이다.

그런데도 사람들은 학교에서든 일상에서든 영양에 관해 제대로 배우지 못한다. 더욱 충격적인 사실은, 의과대학을 졸업한 의사들 중 공식으로 영양 교육을 받은 의사는 10명 중 1명이 채 안 된다는 것이다. 그래서 환자가 영양제를 먹어야 하느냐고 물으면 의사들 대부분은 당황하거나 제각각 다른 이야기를 하게 마련이다.

이러한 현실은 대부분의 의사들이 만성질환의 원인을 충분히 이해하지 못하기 때문에 나타난다. 그로 인해 기능의학을 치유의 유력한 방안으로 받아들이지 않을뿐더러 경시하는 경우가 많다.

현대의학의 의사들은 만성질환조차도 전적으로 약물 치료에 의존해야 한다고 믿는 것 같다. 만성질환의 원인을 제대로 알고 나면 약물 치료의 한계를 깨닫고 그것이 영양의 균형과 얼마나 긴밀하게 연관되는지 알 텐데도 말이다.

만성질환 예방의 열쇠는 영양에 있다

만성질환은 퇴행적인 세포 변화가 조직과 기관에 계속 영향을 미쳐 우리 몸의 기능이 저하되면서 생기는 질환을 말한다. 치매, 뇌졸중, 당뇨, 파킨슨병, 관절염, 협심증, 암과 같은 난치성 질환이 다 우리 몸의 퇴행에서 온다. 이런 만성질환은 무엇보다 예방이 중요하다.

그 예방의 열쇠를 영양이 쥐고 있다. 균형 잡힌 영양이 지속적으로 공급되면 이미 발병한 질환의 진행을 늦추는 것은 물론이고 질환을 치유하기도 한다. 그러므로 영양은 기능 의학의 핵심으로 인식되어야 하고, 현대의학에서도 치료를 위한 전제 조건으로 가장 중시되어야 한다.

의사들은 만성질환과 같은 난치병에 신약을 적용한 새로운 약물 치료법으로 대응하는 것을 능사로 삼겠지만, 만성질환에 대한 최선으로 대응하는 방법은 의사들이 처방하는 약물이 아니라 균형 잡힌 영양으로 우리 몸을 보전하는 것이다.

환경과 생활습관의 변화도 중요하다

만성질환을 예방하고 치료하기 위해서는 영양뿐만 아니라 현대인이 접하고 있는 유해한 환경요인과 잘못된 생활습관을 바꾸는 것도 매우 중요하다. 만성질환의 급증은 전반적인 영양소 부족과 영양 불균형으로 인해 신체 기능이 정상적으로 작동하지 못하는 데서 발생하기도 하거니와 현대인의 생활습관과도 밀접한 연관이 있기 때문이다.

전 세계적으로 현대인의 평균수명이 길어졌고 우리나라도 급격히 고령화 사회로 진입하게 되었다. 그러나 그에 비해 **각 개인의 신체 기능을 저해하는 도시 생활환경의 광범위한 오염, 섭취하는 음식의 질 저하, 운동량과 수면시간의 부족, 과도한 스트레스 등 잘못된 생활습관들은 각종 만성질환의 직간접적 원인으로 꼽힌다.**
따라서 만성질환을 개선하고자 한다면 의료 시스템의 변화와 질병에 대한 관점 변화, 균형 잡힌 영양 보충에 이어 환경과 생활습관의 근본적인 변화도 반드시 필요하다.

이제는 평균수명이 아니라 건강수명이 관건

과학자들은 현대의학이 수명을 증가시키지 못한다고 고백한다. 인간의 타고난 한계수명을 현대의학이 늘리진 못한다는 의미다. 과학자들은 아직 노화를 막거나 지연시킬 방법을 찾지 못했으며 각자의 한계수명은 타고난 유전자에 좌우된다고 말한다.

현대의학이 여러 질환으로부터 고통을 덜어주고 증상을 완화하며, 불의의 사고로 인한 죽음으로부터 숱한 생명을 구해온 것은 사실이다. 그러나 이제까지 평균수명은 늘려왔지만 건강수명을 늘리지 못한 것도 사실이다. 여기에 바로 대증 요법 중심의 현대의학이 가진 한계가 있다.

그 한계를 넘어설 가능성을 기능의학이 높여가고 있다. 바로 영양학으로 질환의 원인 제거를 겨냥하는 것이다.

"치료받아야 할 것은 환자가 아니라 현대의료 자체다."

현대의학에 복무하는 한 소화기내과 전문의의 고백이다. 이 책을 통해 이 전문의의 고백을 증명하고 기능의학의 근거와 가능성을 구체적으로 보여주고자 한다.

송봉준 씀

이 책은 다음과 같이 구성되어 있다.

1장 현대의학의 한계를 넘어

현대의학의 눈부신 발전으로 급성질환과 수술이 필요한 질환, 감염성질환의 치료
가능성이 늘어나고 평균수명이 늘어난 것은 사실이다. 그러나 21세기를 사는 현대인
을 가장 많이 괴롭히는 수많은 만성질환에 해답을 제시하지 못하고 있는 것이 큰 문
제점으로 지적된다. 현대의학의 한계와 이를 보완, 극복하는 기능의학의 개념과 가능
성에 대해 설명한다.

2장 건강과 질병에 관한 의문점

여러분이 알고 있는 질병에 대한 상식은 완전한가? 암 등의 다양한 만성질환은 가
족력, 즉 유전 때문이라 어쩔 수 없는 것으로 알고 있지만 과연 그것이 진실일까? 유
전 요인과 관련 없는 만성질환이 계속 느는 이유는 무엇인가? 건강과 질병에 관해 잘
못 알려져 있는 부분들을 짚어본다.

3장 치료에 대한 정의

기능의학에서 가장 중요시하는 것은 바로 제대로 된 영양 섭취이다. 좋은 영양소를
골고루 섭취해야 하고, 섭취한 영양소가 몸속에서 올바르게 소화, 흡수, 배설되어야
한다. 만성질환은 이중 어떤 부분에 문제가 발생하고 기능이 퇴행되어 생기는 질병이

다. 섭취부터 배설까지 우리 몸에서 어떤 일이 일어나는지 알아본다.

4장 지긋지긋한 만성질환 극복하기

만성질환은 증상을 완화하거나 억제하는 치료법으로는 쉽게 치료되지 않는 특징이 있다. 또한 한 가지 만성질환은 또 다른 만성질환을 불러일으키는 원인이 되기도 하는데, 극심한 통증으로 삶의 질을 저하시키는 만성 통증도 그 원인이 다양하다. 이러한 만성질환과 통증을 근본적으로 개선하기 위해서는 기능의학의 원리와 다양한 치료법을 활용할 필요가 있다.

5장 11대 만성질환과 식이요법 레시피

만성질환을 치료하고 건강수명을 누리기 위해서는 제일 먼저 영양 요법부터 시작해야 한다. 각 개인 맞춤형으로 질환의 원인이 되는 요인과 생활습관, 식습관을 점검하고 개인에게 필요한 영양제를 섭취하는 한편, 일상생활에서 건강한 식이요법을 통해 신체 시스템이 균형을 이루도록 해야 한다. 속 시원하게 치료되지 않는 대표적인 11가지 만성질환과 각 질환을 치유하는 데 유익한 식이요법을 안내한다.

6장 건강을 되찾은 사람들, 7장 만성질환에 대한 궁금증

기능의학에서는 생활습관과 식이요법의 변화를 만성질환 치료의 열쇠로 꼽지만 이를 일상생활에서 실천하기는 막상 쉽지 않다.

6장에는 그럼에도 불구하고 건강한 삶을 살고자 하는 강한 의지로 변화를 실천하여 만성질환 극복의 희망을 보여준 사람들의 사례를 담았다. 7장에는 만성질환 치료에 대해 독자들이 궁금해하는 핵심적인 질문과 답변을 실었다.

5장 ─ 11대 만성질환과 식이요법 레시피

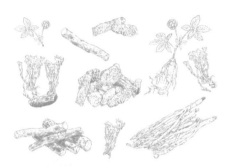

6장 ─ 건강을 되찾은 사람들 · 200

7장 ─ 만성질환에 대한 궁금증 · 214

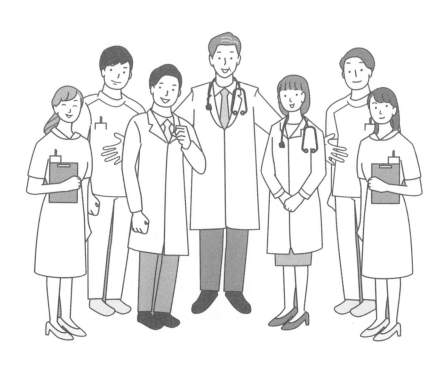

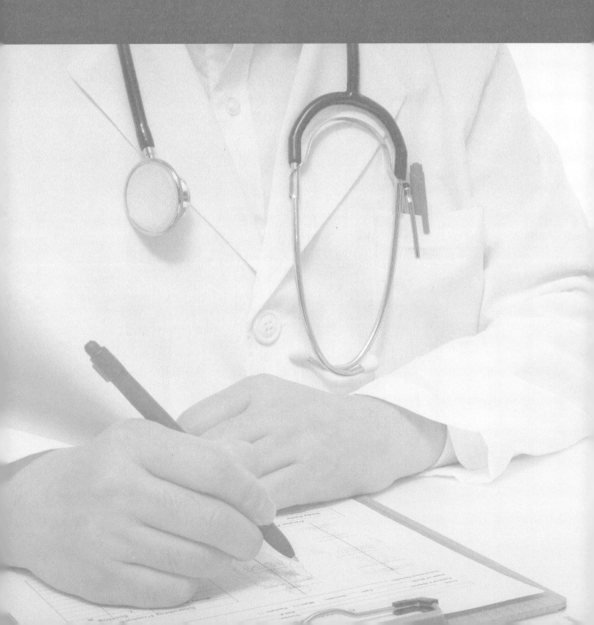

1장

현대의학의 한계를 넘어

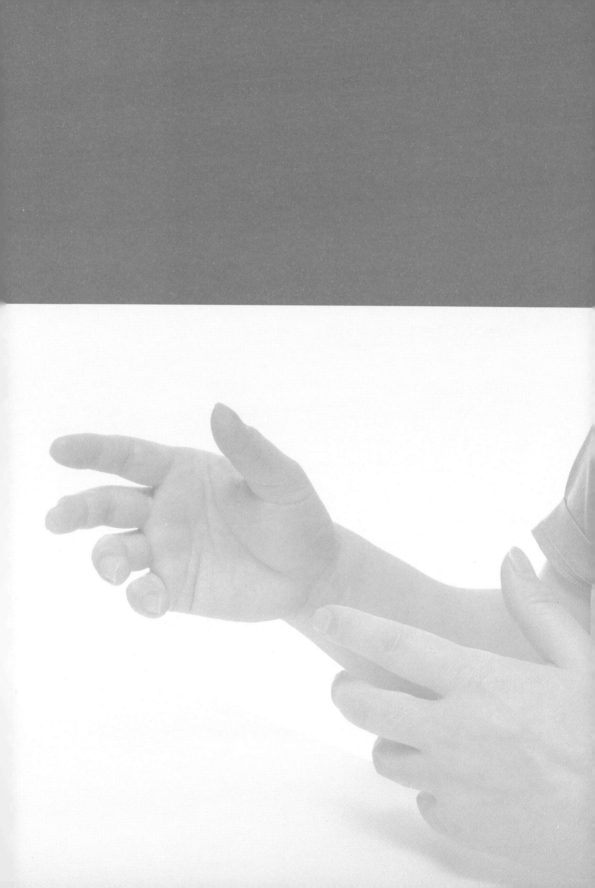

1. 왜 사망률을 줄이지 못할까?

현대의학은 눈부시게 발전하여 기대수명 연장에 크게 이바지했지만, 질환에 따른 사망률은 줄이지 못했다. 왜 그런 걸까?

첫째, 21세기 이후 계속 증가하는 만성 퇴행성질환 때문이다.

미생물학 및 면역학의 대가이자 영양제 개발의 세계적 선구자인 마이런 웬츠(Myron Wentz) 박사는 "우리는 너무 짧게 살아가고 너무 오래 죽어간다"는 말로, 퇴행성질환으로 인해 현대인이 겪는 불행을 표현했다.

관상동맥 질환, 암, 뇌졸중, 당뇨, 관절염, 황반변성, 백내장, 알츠하이머형 치매, 파킨슨병, 다발성 경화증, 류머티즘 관절염 같은 만성 퇴행성질환이 우리의 건강과 생명을 잠식한다.

이러한 사실은 우리 몸의 건강에 산화 스트레스가 얼마나 위험한지, 또 세포 영양이 얼마나 중요한지를 깨우쳐준다.

둘째, 변이를 거듭하는 신종 바이러스의 잦은 역습 때문이다.

지난 수년간 인류에게 재앙 수준의 재난을 안긴 코로나19 사태에서 볼 수 있듯이 현대의학이 즉각 대응하지 못하거나 아예 규명조차 하지 못하는 감염병이 점점 더 짧은 주기로 유행하기 때문에 현대의학은 질환으로 인한 사망률을 좀처럼 줄이지 못한다.

감염병은 기원 후 수백 년 간격으로 발생하고 유행했다. 그런데 그 주기가 점점 빨라져 현대의학의 대처 능력을 뛰어넘게 되었다. **1800년대, 1900년대에는 대략 25년 주기로 발생하다가 2000년 이후로는 급격히 잦아져 지난 20년 동안에만 메르스, 사스, 에볼라, 신종플루, 코로나19까지 5건 이상의 감염병이 유행했다.**

그뿐이 아니다. 코로나19 사태가 여전히 진행형인 가운데 미주 대륙에서 2023년 한 해 동안 450만여 명이 감염된 뎅기열이 급속도로 퍼져 2024년 1~3월에만 350만여 명이 감염되고 1,000여 명이 사망했다. 뎅기열은 뎅기 바이러스를 가진 모기가 사람을 무는 과정에서 전파되는 급성 열성 바이러스 질환이다.

그런가 하면 일본에서는 2023년부터 세균 감염에 의한 STSS(독성쇼크증후군)가 급속도로 퍼진 바 있다. 치명률이 30%나 되는 STSS의 급속한 확산에 '제2의 코로나 사태'로 번지지 않을까 우려되는 상황이다.

셋째, 현대의학이 처방하는 약물의 부작용 때문이다.

환자들 가운데 상당수는 현대의학으로 치료를 받는 중에 병을 더 얻기도 한다. 통계를 보면 수술 환자의 약 5%가 합병증을 경험한다. 의사가 처방한 약을 장기 복용한 환자 대다수가 각종 부작용을 경험한다. 특히 노약자는 훨씬 더 쉽게 부작용에 노출된다.

병원 처방 약물을 장기적으로 혹은 과다하게 복용하면 지방 조직에 축적되어 신장이나 간에 손상을 줄 수 있다. 거의 모든 약제에 포함되는 진통제가 대표적이다.

영양의학 홀대의 이면에 도사린 경제 논리

미국에서는 전문 의약품 승인에 따른 비용을 신청자가 부담하는 제도로 인해 FDA(미국식품의약국) 재원의 50%를 제약회사가 부담하는 셈이 되어 제약회사에 대한 FDA의 의존도가 깊어지면서 신약 허가율도 크게 높아졌다. 그러면서 신약 허가 신청 건수가 FDA의 심사 능력을 초과하게 됨으로써 심각한 약물 부작용의 절반은 신약이 시장에 출시된 이후에 발견되는 문제가 발생하고 있다.

미국 제약회사의 약물 판매 연 매출은 3,000억 달러에 이르는데, 평균 이익률이 15% 안팎으로 500대 기업 평균의 3배나 된다. 미국은 AMA(미국의학협회), FDA 같은 의학 및 의약 관련기관과 교육 시스템에 대한 제약회사들의 영향력이 커서 영양의학이 무시되거나 폄하되어왔다.

약품 소비자와 환자들이 알아야 할 진실

게다가 대중매체, 제약업계, 식품업계 등은 자주 진실을 왜곡하고 소비자를 속임으로써 이익을 얻어왔다. 유사한 연구를 두고도 이권단체의 로비에 따라 정반대의 결론이 나는 경우가 많다.

대부분의 의대에서는 기능의학의 핵심인 영양학을 가르치지 않는다. 사람은 보지 않고 병만 보는 약제와 수술을 가르치고 훈련하는 데만 집중해온 것이다. 의대 과정에서 영양학은 가벼운 양념 정도로 취급되는 가운데 병리학 과목에서 비타민의 결핍이나 과잉을 공부하는 정도에 그칠 뿐 내과의사들은 영양에 대해 잘 모르며, 병원에서는 영양사를 따로 두고 있다.

최근 들어 보완의학 또는 기능의학 과정을 설치하거나 확대하는 의대가 늘어나는 추세인 것은 그나마 다행한 일이다.

2. 현대인의 사망 원인 1위 질병은?

심혈관질환과 암으로 인한 높은 사망률

전 세계는 암과 심혈관질환으로 고통받고 있다.

현재 미국에서는 6,000만 이상이 심혈관질환을 앓고 있으며, 해마다 150만 명이 심장발작을 일으키고, 그중 70만 명이 사망하여 사망 원인 질환 1위를 기록하고 있다. 사망 원인 질환 2위는 암인데, 암 환자는 60만 명에 이르고, 해마다 증가하고 있다. 황반변성이 3위, 치매가 4위이다. 우리나라의 경우 암이 1위를 차지하고 있다.

그런데 미국의 경우, 현대의학의 문제로 떠오른 약물 부작용으로 인한 사망이 연 20만 명으로 사망 원인 5위를 차지한 점이 눈에 띈다. 원인 질환이 아닌 치료 과정에서 생긴 문제로 사망한 숫자가 이 정도라는 것은 현대의학의 한계와 맹점을 명백하게 보여주는 증거다.

한국인의 사망 원인이 되는 질병의 변화

1950년대 이후 한국인의 주요 사망 원인을 살펴보면, 1950년대에서 1960년대까지는 궁핍한 식량 사정과 낮은 생활 수준으로 인한 영양 결핍, 열악한 보건위생 환경 등으로 인해 폐렴과 결핵이 1위를 차지했다. 하지만 **2000년에는 사망 원인의 순위가 크게 바뀌어 각종 암이 1위, 뇌혈관질환이 2위, 심장질환이 3위를 차지하면서 점점 선진국의 사망 원인 패턴과 같아졌다.**

식습관과 생활습관 변화로 암 사망률 증가

최근 한국인의 주요 사인별 성별 사망률을 살펴보면, 남성은 악성 신생물, 뇌혈관질환 12.1%, 심장질환 7.0% 순으로 높고, 여성은 순환기계질환 35.6%, 뇌혈관질환 16.6%, 심장질환 7.9% 순으로 높았다.

눈여겨볼 것은, 남녀 불문하고 악성 신생물에 의한 사망이 19.0%로 매우 높다는 것이다.

이처럼 순환기계질환과 악성 신생물이 주요 사망 원인으로 뜬 것은 식습관의 변화와 밀접한 연관이 있다. 그래서 선진국에서 보여준 성인병 발생의 패턴을 답습하지 않으려면 우리 식습관의 현실을 돌아보고 바람직한 식습관의 방향 제시와 균형 잡힌 영양 보충에 대한 의료적 조치가 시급한 시점이다.

한국인의 사망 원인 통계(2023년)

자료 출처 : 통계청 보도자료/대한민국 정책브리핑, 2024.10.4. 보도

사망 원인 순위 추이, 2013~2023

(단위 : 인구 10만 명당 명, 명, %)

순위	2013년		2022년		2023년				2013 순위 대비	2022 순위 대비
	사망 원인	사망률	사망 원인	사망률	사망 원인	사망자 수	구성비	사망률		
1	악성 신생물(암)	149.0	악성 신생물(암)	162.7	악성 신생물(암)	85,271	24.2	166.7	-	-
2	뇌혈관질환	50.3	심장질환	65.8	심장질환	33,147	9.4	64.8	↑+1	-
3	심장질환	50.2	코로나19	61.0	폐렴	29,422	8.3	57.5	↑+3	↑+1
4	고의적 자해(자살)	28.5	폐렴	52.1	뇌혈관질환	24,194	6.9	47.3	↓-2	↑+1
5	당뇨병	21.5	뇌혈관질환	49.6	고의적 자해(자살)	13,978	4.0	27.3	↓-1	↑+1
6	폐렴	21.4	고의적 자해(자살)	25.2	알츠하이머병	11,109	3.2	21.7	↑+5	↑+1
7	만성 하기도질환	14.06	고의적 자해(자살)	25.2	당뇨병	11,058	3.1	21.6	↓-2	↑+1
8	간질환	13.2	당뇨병	21.8	고혈압성질환	7,988	2.3	15.6	↑+2	↑+1
9	운수사고	11.9	고혈압성질환	15.1	패혈증	7,809	2.2	15.3	↑+4	↑+2
10	고혈압성질환	9.4	간질환	14.7	코로나19	7,442	2.1	14.6	신규	↓-7

• 상위 10순위 사망 원인은 **악성 신생물(암), 심장질환, 폐렴, 뇌혈관질환, 고의적 자해(자살), 알츠하이머병, 당뇨병, 고혈압성질환, 패혈증, 코로나19**였다. 이중 3대 사인(암, 심장질환, 폐렴)은 전체 사인의 41.9%를 차지했다.

• 악성 신생물(암), 심장질환은 지속적으로 사망률이 가장 높은 사인이었다.

• 심장질환, 폐렴, 알츠하이머병, 고혈압성질환, 패혈증은 10년 전과 비교하여 순위가 상승하였다.

성별 사망 원인 순위, 2022-2023

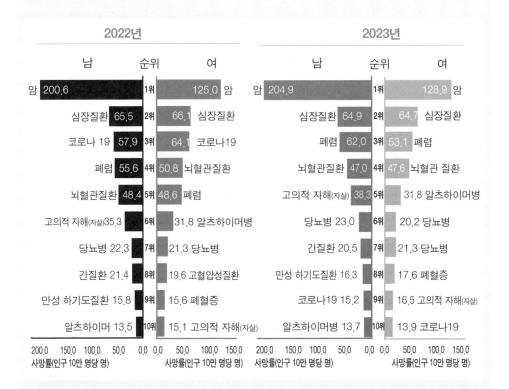

- 남자의 10대 사인은 악성 신생물(암), 심장질환, 폐렴, 뇌혈관질환, 고의적 자해(자살), 당뇨병, 간질환, 만성 하기도 질환, 코로나19, 알츠하이머병 순, 여자의 10대 사인은 악성 신생물(암), 심장질환, 폐렴, 뇌혈관질환, 알츠하이머병, 당뇨병, 고혈압성 질환, 패혈증, 고의적 자해(자살), 코로나19 순이었다.

암 사망률은 '폐암 〉 간암 〉 대장암 〉 췌장암 〉 위암' 순

- 악성 신생물(암)에 의한 사망률(인구 10만 명당 명)은 166.7명으로 전년 대비 4.1명(2.5%) 증가하였다.

- 암 사망률은 폐암(36.5명), 간암(19.8명), 대장암(18.3명), 췌장암(15.0명), 위암(14.1명) 순으로 높았다. 전년 대비 전립선암(9.1%), 자궁암(8.4%), 백혈병(6.5%) 등의 사망률이 증가하였다.
- 남자의 암 사망률은 여자보다 1.6배 높았다. 남자는 폐암(53.8명), 간암(29.0명), 대장암(20.7명) 순으로 사망률이 높았고, 여자는 폐암(19.3명), 대장암(15.9명), 췌장암(14.4명) 순으로 사망률이 높았다.
- 10년 전보다 췌장암, 폐암, 대장암, 전립선암 등의 사망률은 증가하였고, 위암, 간암의 사망률은 감소하였다.
- 40대는 유방암, 50대는 간암, 60대 이상은 폐암 사망률이 가장 높았다.

2023년 한국인의 3대 사망 원인: 암, 심장질환, 폐렴 (전체 사망의 41.9%)

〈사망 원인 순위 추이〉

(단위: 인구 10만 명당 명)

순위	사망 원인	사망률	2022년 순위대비
1	악성 신생물(암)	166.7	-
2	심장질환	64.8	-
3	폐렴	57.5	↑(+1)
4	뇌혈관질환	47.3	↑(+1)
5	고의적 자해(자살)	27.3	↑(+1)
6	알츠하이머병	21.7	↑(+1)
7	당뇨병	21.6	↑(+1)
8	고혈압성질환	15.6	↑(+1)
9	폐혈증	15.3	↑(+1)
10	코로나19	14.6	↓(-7)

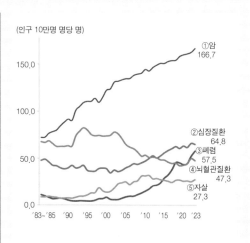

3. 현대의학, 왜 질병은 못 고치는 걸까?

전체를 보지 못하고 부분만 보기 때문

현대의학은 인체를 전체적 · 유기적으로 보지 못하고 병증만 보기 때문에 질병을 근본적으로 치료하지 못하고 있다.

현대의학은 항생제로 치명적인 세균성 질환을 퇴치하고 수술 요법으로 숱한 생명을 구해냄으로써 급성 질병이나 외상 등에는 매우 효과적임이 입증되었다. 그러나 **현대의학은 만성질환에는 별 효험을 보이지 못해 전체 질병의 25% 정도만 치료할 수 있을 뿐이다.**

약물 투여와 수술 요법에만 의존하기 때문

비타민, 미네랄 전문가 샤리 리버만(Shari Lieberman) 박사는 현대의학을 공부한 의사이지만, 현대의학이 사람을 전체로 보지 못하고 증상만 치료하는 것에 회의를 느끼고 영양학 연구에 몰두하게 되었다. 기능(보완)의학에 따른 질병의 예방이 치료보다 훨씬 효과적임을 현대의학이 간과하고 있다고 본 것이다.

의사들은 명확히 진단되지 않거나 잘 모르는 증상을 접하면 '실재하지 않은 증상'이라거나 신경성질환으로 치부하게 마련이다. 불과 20년 전만 해도 만성피로증후군(CFS)이나 과민성대장증후군(IBS) 같은 질환은 실재하지 않는(환자가 상상으로 만들어낸) 꾀

병이라고 했을 정도다.

현대의학의 처방이 낳는 악순환의 진실

약과 수술만으로 병이 낫는다면 모든 병은 사라졌을 것이다. 그러나 환자는 줄기는커녕 점점 늘어나고 있다. 과도한 의료 서비스가 오히려 환자의 건강을 해치는 사례가 많다. 몸의 자가 치유 능력을 길러주는 대신 평생 약을 먹고 병원에 다녀야 하는 몸으로 길들이는 것이다.

외상이 아니라면 몸의 불편한 증상은 자신이 스스로 만든 병이다. **현대인의 병은 불규칙한 식생활, 스트레스, 환경오염 등으로 인해 생긴다.** 우리 몸은 가벼운 증상에서 고통스러운 증상까지 겪는데, 몸이 위험하다고 보내는 신호다. 가령, 밤새 열이 나는 감기는 몸을 정상으로 되돌리려는 신호다. 그런데 증상을 빨리 없애고자 약을 먹고 주사를 맞으면, 증상이 쌓이고 쌓여 큰 질병으로 발전한다.

약은 근본 치료가 될 수 없다

실제로 약은 아무 문제도 해결하지 못한다. 잠시 통증을 마비시켜 증상을 속일 수 있을 뿐이다. 급성질환의 경우에는 약이 증상을 완화할 수는 있지만, 역시 근본적인 치료는 아니다. **현대인의 평균수명은 갈수록 늘고 있지만, 건강수명이 그만큼 늘어나지는 않아서 병든 몸을 지탱하는 기간을 늘린 것뿐이다.**

고령자는 약을 먹는다고 건강해지지 않는다. 통증이 있다고 진통제를 먹기 시작하면 혈류가 나빠져 고혈압이 생긴다. 혈압을 내리려면 강하제를 먹어야 하는데 이 약은 불면증을 부른다. 잠을 못 자니 항불안제와 수면제를 먹게 된다. 이렇게 약이 약을 부르는 악순환이 이어진다.

병원의 건강검진은 건강을 점검할 좋은 기회다. 하지만 검진에 따라 처방된 약을 맹신하여 장기 복용하는 것은 위험하다.

아직도 수많은 질병의 원인은 밝혀지지 않았으며, 치료제로 인정받은 약은 드물다. 단지 증상만 억제할 뿐이다. 환자의 고통을 일시적으로 줄이기 위해 의사가 약을 습관적으로 처방하기 때문이다.

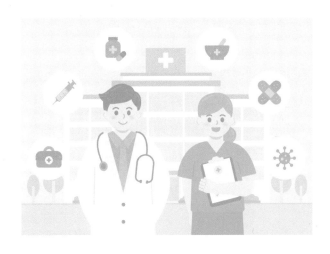

4. 그렇다면 대안은 없는 걸까?

건강수명을 늘리기 위한 근본적인 방법은 영양

현대의학의 한계로 인한 대안은 무엇일까?

보건의료체계의 획기적인 개선과 개개인의 청결한 위생 습관을 대안으로 들고 있지만, 더 근본적인 방법은 균형 잡힌 영양을 섭취함으로써 신체 면역력을 높이는 것이다.

면역체계의 기능 저하 및 영양 결핍이 나타나기 쉬운 노년층 및 기저질환을 지닌 사람은 그만큼 바이러스 침투에 취약하다는 것이 밝혀졌다. 따라서 **좋은 영양 상태를 유지하기 위해 균형 잡힌 영양소를 충분히 섭취하는 것은 면역 기능을 유지하기 위한 가장 기본적인 지침이다.**

WHO(세계보건기구)도 코로나19 감염 예방을 위한 면역력 향상 방안으로 특히 균형 잡힌 영양소를 섭취하도록 권장한다.

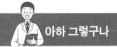
아하 그렇구나

면역력 향상을 위한 WHO의 권고 사항

균형 잡힌 영양을 섭취하라

매끼 양질의 단백질(육류, 생선, 콩류, 두부, 달걀, 유제품 등), 비타민, 지방산, 섬유소, 무기질(신선한 채소·과일 및 견과류)이 포함된 균형 잡힌 영양을 섭취해야 한다는 것이 WHO의 권고 사항이다.

단백질

면역세포의 주된 구성성분이자 전체적인 신체 영양에서 가장 중요한 영양소로, 근육 기능 강화, 면역세포를 포함한 세포의 기능 강화 및 면역력 유지, 손상된 세포조직 재생 및 회복에 도움을 준다.

비타민A

면역세포 중 T세포의 항체 반응을 증가시키고, 손상된 점막 표면의 면역 기능을 향상하는 데 도움을 준다.

비타민B

바이러스에 감염된 세포를 파괴하여 바이러스의 증식을 예방하는 역할을 한다.

비타민C

항산화 영양소의 일종으로, 미생물의 침투를 막도록 점막의 면역 기능을 증진하고 손상된 세포가 빠르게 회복하도록 도와준다.

비타민D

특히 코로나 바이러스와 관련된 연구가 활발히 진행되는 영양소 중 하나다. 면역체계의 여러 단계에서 면역반응을 조절할 뿐 아니라 점막의 방어 기능을 강화하는 항균성 물질의 분비를 촉진하여 면역력을 증가시킨다.

비타민D가 결핍하면 결핵과 같은 감염증, 급성 호흡기 감염, 자가면역질환의 빈도가 증가한다는 연구 결과가 보고되고 있다. 비타민D 수치가 높은 북유럽 국가보다 상대적으로 비타민D 수치가 낮은 남유럽 국가의 코로나 바이러스 감염 확진 및 사망자 수가 높은 것으로 나타났다.

오메가-3 지방산

항염 작용에 효과가 좋다. 코로나 바이러스 감염으로 인한 폐렴도 염증의 일종이므로, 염증 반응을 완화하는 오메가-3 지방산을 충분히 섭취하면 바이러스 감염 및 증식 방지에 도움을 받을 수 있다. 오메가-3 지방산은 신체에 필수 영양소이지만 자가 합성할 수 없으므로 음식이나 영양제를 통해 섭취해야 한다.

무기질

구리, 철, 아연, 마그네슘, 셀레늄 등 각종 미량영양소도 비타민과 함께 면역체계를 유지하고 향상하는 데 핵심 역할을 한다.

위와 같은 필수 영양소를 충분히 섭취해야 하지만, 갈수록 음식만으로는 균형 잡힌 섭취를 하기가 점점 더 어려워지고 있다. 따라서 영양제를 통한 보충의 필요성이 더욱 커지고 있다. 의사들도 이런 점에 주목하여 보완(기능)의학에 관심을 키워가고 있다.

5. 현대의학에서 해답을 찾기 어려운 만성질환 종류

현대의학으로는 질병의 25%만 치료할 수 있을 뿐

현대의학의 대증 요법으로는 치료하기 어려운 질병이 점점 더 늘어난다. 현대의학이 치료할 수 있는 질병은 전체의 25%에 불과하다는데, 이조차도 그 비율이 더욱 낮아지는 추세에 있다.

다음은 현대의학의 대증 요법으로 치료하기 어려운 대표적인 질병들이다.

① 만성퇴행성질환

만성 퇴행성질환이란 쉽게 말해 '늙어서 생기는 병' 이다. **세계적으로 해마다 4,100만여 명이 만성퇴행성질환으로 사망하여 전체 사망 원인의 71%를 차지한다. 우리나라에서는 만성퇴행성질환으로 인한 사망이 연간 25만 명에 이르러 전체 사망 원인의 80%를 차지한다.**

만성퇴행성질환에는 암, 당뇨, 내분비 · 혈액 · 면역 장애, 정신 및 물질 사용 장애, 신경 장애, 감각기계질환, 심혈관계질환, 호흡기계질환, 소화기계질환, 비뇨기계질환, 피부질환, 근골격계질환 등이 있다.

유엔에서도 세계 각국이 만성퇴행성질환 관리에 국가적 책무를 다할 것을 촉구하는 등 각별한 관심을 기울이고 있다. WHO 역시 총회에서 국가 단위의 만성 퇴행성 질환 예방과 관리에 관한 정책 수립 및 성과지표 관리를 촉구하는 등 예방에 발 벗고 나설 정도로 '건강수명' 연장을 위한 핵심 과제로 인식하고 있다.

② 자가면역질환

자가면역질환은 내 몸의 세포를 보호해야 하는 면역계가 오히려 내 몸의 세포를 공격하는 증상이다. 즉, 우리 몸의 구성물질에 대해서 면역반응이 일어나서 조직이 손상되거나 파괴되는 증상이다.

정상적인 면역반응은 우리 몸의 구성성분에 대해서는 반응하지 않고, 세균이나 바이러스에 대해서 염증 반응을 일으켜 이를 제거하는 유익한 반응이다. 이러한 면역반응에는 대식세포, 비세포, T세포 등의 면역세포가 관여한다.

그런데 **면역세포에 이상이 생겨 우리 몸의 정상적인 구성성분을 세균이나 바이러스로 잘못 알고 면역반응을 일으키면 자가면역이 생긴다. 이때 자가면역에 의한 염증 반응이 일어나 장기나 조직이 손상되거나 파괴된다.**

면역 억제 약물만으로는 명확한 한계

의사들은 대개 면역계를 억제하는 약물을 투여하여 자가면역질환을 치료한다. 그러면 면역계의 인체 공격은 멈추게 할 수 있지만, 천연 항산화 시스템까지 작동을 멈춤으로써 우리 몸은 온갖 감염에 고스란히 노출되고 만다. '빈대 잡으려다 초가삼간 태운다'는 속담이 바로 그 짝이다.

자가면역질환의 근본 원인은 산화 스트레스로 나타났다. 자가면역질환 환자들은 체내 항산화 물질 함유 수치가 두드러지게 낮은 것으로 나타났다. 그러므로 항산화제

보충이 자가면역질환의 예방과 치료에 이상적일 수 있다. 항산화 보조제는 천연 항산화 시스템을 최적화할뿐더러 면역계를 증강하여 염증 반응을 조절할 수 있다.

③ 신경퇴행성질환

우리가 흔히 접하는 '치매'가 바로 대표적인 신경퇴행성질환이다. 만성퇴행성질환이 우리 '몸이 늙어가면서' 생기는 질환이라면, 신경퇴행성질환은 '뇌가 늙어가면서' 생기는 질환이라고 할 수 있다.

신경퇴행성질환 역시 노화의 영향이 크지만, 정상적인 노화의 과정과는 달리, 신경계의 일부 또는 뇌 전체에 비정상적인 신경세포의 죽음이 급속하게 일어나 뇌와 척수의 기능이 상실되어 인지 능력, 보행·운동 능력 등이 감소하는 질환이다.

뇌세포는 재생 능력이 없어서 나이 듦에 따라 산화 손상으로 인해 조금씩 세포를 잃게 되면서 그만큼 뇌의 기능이 저하된다. 그 기능 저하의 극단에서 질환의 증상이 나타나는 것이다. **대표적인 신경퇴행성질환인 알츠하이머형 치매는 10~20년에 걸쳐 진행되는 질환으로, 증상을 보일 때는 이미 뇌의 특정 부위 세포가 80% 이상 파괴된 상태다.**

항산화제는 치매 예방에 필수

고무적인 것은, 고용량 비타민E가 알츠하이머형 치매의 진행 속도를 현저히 감소시키고, 고용량 비타민C와 비타민E가 파킨슨병의 진행을 늦춘다는 연구 결과가 발표되는 등 다양한 항산화제가 치매를 비롯한 신경퇴행성질환의 예방과 완화에 효과를 보인다는 사실이다.

신경퇴행성질환의 종류와 원인

누구나 나이가 들수록 건망증이 심해지고 기억력이 쇠퇴한다. 그만큼 신경퇴행성질환 발병 위험이 커진다는 얘기다. 신경퇴행성질환은 종류도 많아서 70가지가 넘지만, 우리가 흔히 접하는 대표적인 질환 유형은 5가지 정도로 압축된다.

1. 혈관성 치매

뇌혈관질환으로 뇌 조직이 손상을 입어 발생하는 치매를 말한다. 혈관성 치매는 갑자기 발생하거나 상태가 급격히 악화하는 경우가 흔하다. 오랜 기간에 걸쳐 서서히 진행되는 알츠하이머 치매와는 달리 초기부터 한쪽 마비, 구음장애, 안면 마비, 삼킴 장애, 한쪽 시력 상실, 시야 장애 등 신경학적 증상을 동반하는 경우가 많다.

2. 알츠하이머형 치매

우리가 흔히 '치매'라고 부르는 질환으로 가장 흔히 일어나는 신경퇴행성질환이다. 인지 기능이 점진적으로 저하되는 특징이 있다. 초기에는 주로 최근 일에 대한 기억력에서 문제를 보이다가 차츰 언어 기능과 판단력 등 다른 여러 인지 기능이 떨어지고, 결국에는 모든 일상생활 기능을 상실한다.

알츠하이머형 치매는 인지 기능 저하뿐만 아니라 성격 변화, 초조 행동, 우울증, 망상 등의 정신행동 이상 증상을 동반하는데, 말기에 이르면 경직, 보행 이상 등의 신경학적 장애와 신체적인 합병증까지 일으킨다.

3. 파킨슨병

아직 원인은 분명하게 알 수 없지만, 뇌의 도파민(행복감을 전달하는 신경호르몬) 세포가 소실되면서 발생하는 신경퇴행성질환을 말한다. 신체 경직, 안정 떨림, 운동 느림과 같은 증상이 나타난다. 도파민으로 변화하여 파킨슨병을 억제하는 약물인 레보도파를 투여하는 것 외에는 달리 치료법을 찾지 못한 질환이다.

4. 루이체 치매

뇌에 단백질이 비정상적으로 쌓여 발생하는 신경퇴행성질환으로, 알츠하이머 치매 다음으로 흔히 발생하는 치매다. 환시나 환청이 반복되는 증상을 보인다.

5. 전측두엽 치매

뇌의 전두엽 또는 측두엽에서 퇴행이 일어나 발생하는 뇌 장애로, 성격 변화와 의사소통 장애(실어증)를 유발한다. 미국의 배우 브루스 윌리스가 걸렸다고 해서 유명해진 질환이다. 활발하게 사회생활을 하는 나이인 45~60세부터 발생하므로 치료비 부담도 커서 알츠하이머 치료비의 갑절이 들지만, 아직은 질환의 진행을 늦추거나 멈춰 세우는 치료법은 없는 것으로 알려졌다.

④ 대사증후군

전 세계 인구의 25%가 가진 대사증후군은 현대인에게 가장 흔한 건강 이상 증상으로 '혈관 3고(高)'로 불리는 고혈당, 고혈압, 고콜레스테롤 등의 증상을 동반하며 심혈관 질환, 당뇨 등의 높은 발병 위험이 따른다. **대사증후군은 대개 식사, 수면, 운동습관 등과 같이 생활습관에서 비롯되어서 '생활습관병'으로도 불린다.**

건강의 위험 신호이자 전조증상

우리나라는 대사증후군 환자 비율이 매우 높은 편으로, **65세 이상 인구의 절반이 대사증후군 환자**라는 조사 결과가 있다.

여기서 우리가 알아야 할 것은 대사증후군은 특정 질병이 아니라 건강 위험 신호라는 것이다. 특히 당뇨와 심혈관질환의 전조 증상으로, 향후 당뇨, 고혈압, 고지혈증, 심장병, 뇌졸중 등이 발생할 확률이 건강한 사람보다 2~6배나 높은 것으로 나타났다.

도움말

대사증후군의 원인과 해당 여부 알아보기

대사증후군의 발병은 '인슐린 저항성'이 근본 문제라고 추정되지만, 아직 그 원인이 명확하게 밝혀진 것은 없다. 인슐린 저항성은 혈당을 낮추는 호르몬인 인슐린에 대한 신체의 반응이 감소함으로써, 근육 및 지방세포가 포도당을 잘 섭취하지 못하게 되고, 이를 해결하고자 더욱 많은 인슐린이 분비되어 여러 문제를 유발하는 것이다.

복강 내의 내장지방은 매우 활발한 대사 활동으로 여러 물질을 분비한다. 이러한 물질은 혈압을 올리고 혈당 조절 호르몬인 인슐린의 기능을 방해한다. 이는 고인슐린혈증, 인슐린 저항성, 혈당 상승을 초래하여 당뇨와 심혈관 질환의 발생 위험을 높이고, 혈관 내 염증과 응고를 유도하여 동맥경화를 유발한다.

나도 대사증후군에 해당할까?

대사증후군의 대표적인 증상은 비만이다. 다음 표와 같이 우리 몸의 다양한 상태를 살펴봄으로써 대사증후군 여부를 확인해볼 수 있다. 오른쪽 기준값에 3가지 이상 해당하면 대사증후군으로 판정할 수 있다.

지표	기준값
□ 복부에 과도한 지방이 축적되어 비만인 경우	허리둘레가 남자는 40인치 이상 여자는 35인치 이상
□ 지질대사에 이상이 있는 경우: 혈중 중성지방이 증가하고, 혈중 HDL이 감소한 경우	중성지방이 150mg/dl 이상 HDL이 남자는 40mg/dl 이하 여자는 50mg/dl 이하
□ 고혈압이 있는 경우	혈압이 130/85 mmHg 이상
□ 인슐린 저항성으로 혈당 이용 능력이 감소하는 경우	공복혈당이 110mg/dl 이상
□ (몸속) 염증 상태가 오래가는 경우	만성피로, 피부질환, 염증질환 등

6. 이제는 치료보다는 기능의학이 필요한 시대

의료 패러다임, 이렇게 바뀌어야 한다

질환 발생 위험을 낮춰 삶의 질을 높이고 사회적 의료비 부담을 낮추려면 질병의 원인 치료와 더불어 질병의 예방 관리 체계를 강화할 필요가 있다.

물론 치료는 의료의 기본이지만, 그것만으로는 크게 부족하다. 치료와 더불어 예방·관리를 강화하는 방향으로 변화해야 의료의 패러다임을 바꿔야 한다.

가령, 뇌졸중이나 심근경색이 발병하면 전문병원에서 잘 치료받는 것도 중요하지만 그보다 더 좋은 것은 고혈압이나 당뇨가 오지 않도록 잘 관리하여 아에 합병증에 걸리지 않도록 하는 것이다.

처방의학에서 기능의학으로

의료적 처치와 치료의 기준을 처방의학에서 기능의학으로 바꿔야 한다. **현대의학이 하지 못하는 영역의 해결사로 인정받는 보완의학은 미래 의학으로서의 기대를 높이고 있다.**

미래 의학의 5가지 특징

미래 의학의 특징은 다음과 같은 5가지로 요약되며 이는 기능의학(보완의학)이 지닌 특징과 거의 같다.

첫째는 '예방 의학' 이다.

질환이 생기면 치료하는 치료 중심에서 벗어나, 질환이 생기기 전에 무엇을 먹을까, 어떤 운동을 할 것인가 하는 건강관리 중심의 의학이다.

둘째는 '예측 의학' 이다.

날씨 예보를 보고 일상생활을 하듯 유전자 검사를 통해 발병 가능 정도를 예측하여 미리 위험을 줄이는 의학이다.

셋째는 '맞춤 의학' 이다.

기존의 평균적인 처방이나 과도한 약물 치료로 인한 부작용과 낭비를 막고 개개인의 데이터를 기반으로 개인 맞춤 영양 섭취를 하게 하고 개개인의 건강 상태를 관리하는 의학이다.

넷째는 '참여 의학' 이다.

의사 주도의 진료에서 벗어나 환자가 자신의 일상 데이터를 통해 진료에 참여하는 환자 중심의 의학이다.

다섯째는 '정밀 의학' 이다.

질환을 예방하고 예측하는 데 있어서 과학적·경험적·개인적 데이터를 기반으로 정밀하게 치료하는 의학이다.

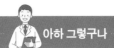

미래 의학의 새로운 희망, '기능의학' 이란 무엇?

기능의학(Functional Medicine)은 건강 문제를 다루는 데 있어 전통적인 의학과는 다른 접근 방식을 취하는 의료 모델을 뜻한다. **기능의학은 '개인 맞춤형 치료' 그리고 '전체적인 건강 상태' 의 중요성을 강조하며, 무엇보다도 질병의 증상 경감이 아닌 근본적인 원인을 찾고 이를 해결하는 데 중점을 둔다**는 점에서 지금까지의 현대의학이 강조했던 것과는 차별성을 가진다.

기능의학의 5가지 핵심 원칙

1. 근본 원인 접근 (Root Cause Approach)
기능의학은 증상을 억제하는 데 초점을 맞추기보다는, 증상을 유발하는 근본적인 생리적 · 환경적 · 심리적 원인을 찾는 데 초점을 맞춘다. 예를 들어, 만성피로의 경우 단순히 피로를 완화하는 약물을 처방하는 대신, 호르몬 불균형, 영양 결핍, 스트레스, 수면 문제, 운동량, 생활습관 등의 다양한 원인을 분석한다.

2. 개인 맞춤형 치료 (Personalized Medicine)
모든 사람은 고유하며, 유전적 · 환경적 · 생활습관적 요소가 건강에 중요한 영향을 미친다. 기능의학은 환자의 생활 방식, 식습관, 스트레스 수준, 독소에 노출된 정도 등을 포함한 전인적 데이터를 수집하고 분석해 개별화된 치료 계획을 수립한다.

3. 몸의 통합적 관점 (Systems Biology)

인체는 다양한 시스템(면역계, 소화계, 호르몬계 등)이 서로 복잡하게 상호작용하는 통합적인 구조로 구성되어 있다. 기능의학은 이러한 시스템 간의 상호작용을 이해하고, 균형을 회복하는 데 중점을 둔다.

4. 예방 중심 (Prevention-Oriented)

기능의학은 질병을 예방하는 것을 목표로 하며, 건강 문제의 조기 징후를 발견하고 이를 해결하기 위해 노력한다. 이를 통해 만성질환의 진행을 막고, 환자가 더 건강한 삶을 살 수 있도록 돕는다.

5. 생활습관과 환경의 중요성 (Lifestyle and Environment)

기능의학에서는 식단, 운동, 수면, 스트레스 관리 등 매일의 생활습관이 건강에 미치는 영향을 매우 중요하게 여긴다. 또한 환경 독소, 감염, 알레르기 같은 요소도 주요 요인으로 고려한다.

기능의학이 적용되는 질병 분야

기능의학은 주로 다음과 같은 만성질환과 관련된 문제를 다루는 데 효과적이다.

- 만성피로증후군
- 소화 장애 (IBS, 크론병 등)
- 자가면역질환
- 대사증후군 (비만, 당뇨병 등)
- 호르몬 불균형 (갑상선질환, 다낭성난소증후군PCOS 등)
- 정신건강 문제 (우울증, 불안장애, 번아웃, 스트레스 등)

기능의학의 핵심 치료 요법 5가지

1. 영양 요법: 비타민, 미네랄 섭취 및 식이요법

2. 스트레스 관리: 명상, 요가, 심신 안정 등

3. 운동 요법: 개인의 신체 상태와 건강 상태에 적합한 운동 프로그램

4. 해독 치료: 체내의 환경 독소 및 중금속 제거

5. 보완 대체 요법: 침술 요법, 약초 치료 등

이처럼 기능의학은 기존의 서양 현대의학과 전통 대체의학의 장점을 통합하여, 환자 개인에게 최적화된 치료를 제공한다는 점에서 증상 제거 중심인 현대의학에서 나아간 미래 의학의 지향점이라 할 수 있다.

7. 약물 치료의 한계를 넘어 영양제 처방으로 나아가야 하는 진짜 이유

증상 억제 치료방식은 한계를 보이고 있다

현대인의 만성질환은 단순한 질병이 아니라 신체 기능의 불균형에서 비롯된 경우가 많다. 당뇨병, 고혈압, 비만, 자가면역질환 등 대부분의 만성질환은 유전적 요인뿐만 아니라 잘못된 식습관, 운동 부족, 스트레스, 독소 노출 등 생활환경과 밀접한 관련이 있다.

하지만 전통적인 의료 시스템은 주로 약물과 수술을 통해 증상을 억제하는 방식으로 접근해왔다. 이러한 치료법은 이미 한계를 보이고 있다. 이제는 질병의 근본적인 원인을 해결하는 방향으로 치료를 진행해야 한다. 따라서 의사는 영양제 처방과 생활습관 개선을 적극적으로 도와야 하며 그 이유는 다음과 같다.

첫째, 심각한 영양 결핍을 개선해야 한다

현대인은 심각한 영양 결핍 상태에 놓여 있다고 해도 과언이 아니다. **먹을 것이 많아지고 고열량, 고지방 식사를 하지만 오히려 균형 잡힌 영양소를 섭취하지 못하는 경우가 많다.**

가령, 탄수화물이나 나트륨은 과도하게 섭취해서 늘 문제가 되지만 필수 영양소인 비타민이나 일부 미량영양소는 늘 부족해서 각종 질환의 위험에 노출되어 있다.

둘째, 약물 처방과 수술로 치료할 수 없는 질환이 많다

수술이나 약물 치료 같은 대증 요법으로 치료할 수 없는 질환자가 점점 더 늘어나고 있다. 우리나라를 비롯하여 미국, 캐나다, 호주 등 세계 각국에서는 기능의학협회를 중심으로 기능의학이 자리를 잡으면서 영양 섭취의 중요성이 더욱 강조되는 추세이다. 그리하여 **양심 있는 의사들이 대증 요법으로 치료할 수 없는 환자들에게 약물 치료 접근에서 벗어나 영양제를 처방하게 된 것이다.**

셋째, 질병의 근본 원인을 해결해야 한다

만성질환은 단순한 유전적 요인이 아니라 대사 불균형, 만성염증, 영양 결핍, 환경 독소, 장내 미생물의 불균형 등 복합적인 원인으로 인해 발생한다. 전통적인 약물 치료는 이러한 근본적인 문제를 해결하기보다는 증상 완화나 억제에 집중하는 경우가 많다.

반면 기능의학에서는 각 개인의 생활습관과 영양 상태를 분석하고, 부족한 영양소를 보충하거나 식단을 조절함으로써 신체 기능을 최적화하는 방식으로 접근한다. 이를 통해 만성질환의 원인을 해결하고 재발을 예방할 수 있다.

넷째, 부작용을 줄이고 신체의 자연 치유력을 높일 수 있다

약물은 급성질환이나 응급상황에서는 필수적이지만, 장기적으로 복용할 경우 다양한 부작용이 발생할 수 있다. 예를 들어, 항고혈압제는 혈압을 낮추지만 혈관 건강을 근본적으로 개선하지 않으며, 당뇨약은 혈당을 조절하지만 인슐린 저항성을 해결하지 않는다.

반면, 기능의학적 접근은 신체가 스스로 회복할 수 있도록 돕는 데 초점을 맞춘다.

항산화 영양제, 장 건강 개선제, 미네랄 보충제 등은 신체 대사 기능을 지원하며, 식단 개선과 운동을 병행하면 약물 의존도를 줄이고 자연 치유력을 높일 수 있다.

다섯째, 개인 맞춤 치료가 필요하다

현대 서양의학은 모든 사람에게 동일한 치료법을 적용한다. 그러나 그 효과는 사람마다 다르며, 같은 질환에 같은 처방을 해도 병이 낫지 않는 경우가 많다. 따라서 **이제는 개인의 유전자, 생활습관, 환경적 요인을 고려한 맞춤형 치료를 지향해야 한다.**

같은 고혈압이라도 어떤 사람은 미네랄 결핍이 원인일 수 있고, 또 다른 사람은 만성 스트레스나 장내 미생물 불균형이 원인일 수 있다. 이를 파악하기 위해 기능의학적 검사를 활용하고, 각 개인에게 맞는 영양제와 생활습관 개선법을 적용하면 더욱 효과적인 치료가 가능하다.

이제는 단순히 증상을 억제하는 것이 아니라, 만성질환의 근본적인 원인을 해결하고, 부작용 없이 신체의 자연 치유력을 높이며, 개인별 맞춤 치료를 통해 질병을 극복해야 하는 시대가 왔다.

따라서 의사는 기존의 약물 및 수술 위주의 치료법에서 벗어나, 환자에게 영양제를 처방하고 생활습관 개선을 적극적으로 지도해야 한다. 이를 통해 환자의 건강을 근본적으로 회복시키고, 지속 가능한 건강 관리를 실현할 수 있도록 도와야 한다.

반드시 알아야 할 영양소의 진실

물질적으로 풍부해지고 먹을거리가 많아진 세상에서 우리는 잘 먹고 사는 것 같지만, 사실은 그렇지 못하다. 건강하게 오래 살고 싶다면 균형 잡힌 식사와 운동, 충분한 수면 등 기본적인 건강 수칙을 잘 지키는 게 무엇보다 중요하다. 그러나 이것만으로는 부족하다. 심각한 환경오염과 화학약품 사용 등으로 우리가 일상적으로 먹는 식품 속 영양소는 파괴되거나 고갈된 지 오래이기 때문이다.

식품만으로 우리 몸에 필요한 영양소를 충분히 섭취하여 흡수하기 어려운 시대다. 게다가 바쁜 현대인은 기본적인 건강 수칙조차 지키기가 힘들다. 하루 한 끼 제대로 챙겨 먹기가 어렵고, 늘 운동 부족과 수면 부족에 시달린다. 영양 불균형은 불을 보듯 뻔하다. 그래서 좋은 영양제 섭취가 더욱 절실하다.

수많은 탐사 보도 기사와 실험 연구, 미국 보건당국의 권고문과 법안들은 하나같이 균형 잡힌 영양 섭취를 권고하면서 영양 결핍에 따른 위험을 경고해왔다. 이것이 무엇을 의미할까? 결국 현대인이 여러 가지 이유로 심각한 영양 결핍 상태에 놓여 있다는 뜻이다. 반드시 알아야 할 영양소에 대한 진실에는 다음과 같은 것들이 있다.

감춰진 기아

보건복지부의 조사 결과를 보면 영양 결핍 인구가 생각보다 많다. 가령, 비타민은 (극히 일부를 제외하고) 호르몬과 달리 인체 내부에서 만들어지지 않으므로 음식이나 영양제를 통해 꾸준히 섭취해야 하는 영양소다. 그러다 보니 비타민C를 비롯한 주요 비타민과 미네랄의 결핍 현상이 두드러진다.

우리나라 사람 절반이 권장 섭취량의 75%도 채 섭취하지 못하는 것으로 나타났다. 겉으로는 영양 과잉인 것처럼 보이지만, 이렇게 속을 들춰보면 우리 몸은 필수 영양소 결핍으로 신음하고 있다. 영국의 일간지 《가디언》은 이런 사정을 "감춰진 기아(hidden hunger)"라며 절묘하게 표현했다.

사과 1개의 영양은 예전과 다르다

우리가 오늘 먹는 채소와 과일은 어제의 그것이 아니다. 50가지에 이르는 채소와 과일의 함유 영양소를 50년 전의 그것과 비교한 결과는 충격적이다. 단위 그램당 단백질은 6%, 인은 9%, 칼슘·철·비타민C는 15~16%, 리보플라빈(비타민B2)은 32%가 감소한 것으로 나타난 것이다.

'사과 1개의 영양'을 비교한 결과는 상징적이다. 50년 전에는 사과 1개의 철분 함량이 4~5mg이었던 데 비해 지금은 0.2mg에도 미치지 못한다. 과거에는 사과 1개만 먹으면 될 것을 지금은 25개나 먹어야 한다는 의미다.

유통과 조리 과정에서 사라지는 영양소

우리는 대개 어떤 식품이 우리 몸 어디에 어떻게 좋다며 그 식품에 함유된 영양소를 거론한다. 그러나 여기에는 함정이 있다. 필요한 영양소를 아무리 풍부하게 함유한 식품이라도 가공, 운송, 보관, 조리 과정에서 대부분 소실되고 마는 경우가 적지 않다. 필요한 영양소를 다량 섭취했더라도 분해 효소가 없어서 우리 몸에 흡수시키지 못하고 배출되어 버리면 아무 소용이 없다.

식품의 영양소가 소실되는 경우

- 흰 밀가루 제조 과정에서 밀의 배아가 제거되면 밀가루의 마그네슘 중 80%가 소실된다.
- 육류 가공 과정에서 비타민B6의 60% 안팎이 소실된다.
- 귤을 냉장 보관하면 비타민C의 50%가 소실된다.
- 아스파라거스는 1주일 보관하는 중에 비타민C의 90%가 소실된다.

- 썰어놓은 채소나 깎아놓은 과일은 3시간이 지나면 영양소의 40~50%가 사라진다.
- 식품에 함유된 비타민C는 열을 가하거나 냉장고에 오래 보관하면 대부분 소실된다.
- 식품을 조리하면 엽산(비타민B9)이 대거 파괴된다.
- 냉동한 육류는 비타민B의 50% 이상이 파괴된다.

중금속에 오염된 생선 섭취 제한 권고

2004년에 미연방 FDA(식품의약국)와 EPA(환경보호국)는 사상 최초로 생선 섭취를 제한해 달라는 합동 권고문을 발표했다. 생선 속에 함유된 수은 등의 중금속 때문이다. 당시 미국 여성 인구의 7%에서 허용치를 초과하는 수은이 검출되었다.

엽산 첨가 강제 법안이 통과된 이유

1998년, 미국 연방의회는 미국에서 시판되는 모든 밀가루 음식에 엽산을 첨가하도록 강제하는 법안을 통과시켰다. 이 엽산 강화 법안은 현재 우리나라와 일부 유럽 국가를 제외한 전 세계 53개국에서 시행되고 있다. 엽산은 신체 기능과 건강 유지에 필요한 비타민B의 하나로 적혈구 생성을 돕는다. 통밀빵, 시리얼, 간, 녹색 채소, 오렌지, 콩류, 효모 등에서 얻을 수 있다. 수용성인 엽산은 매일 섭취해야 하는데, 부족하면 빈혈이 생길 수 있고 심혈관 질환 및 태아의 뇌와 척수 손상을 일으킬 수 있다.

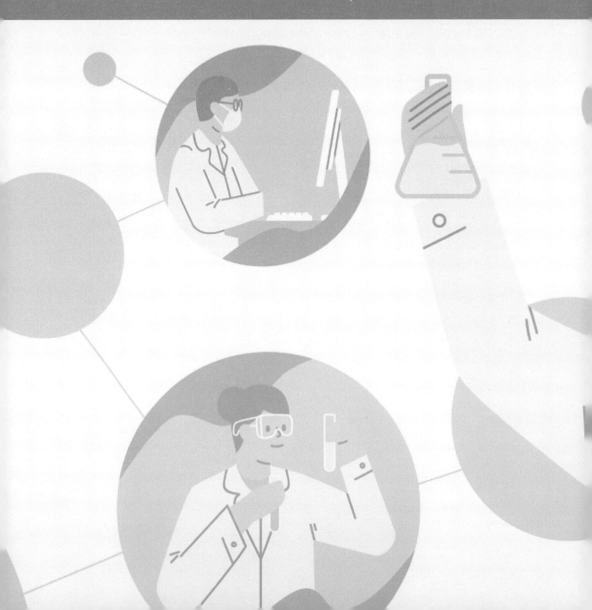

2장

건강과 질병에 관한 의문점

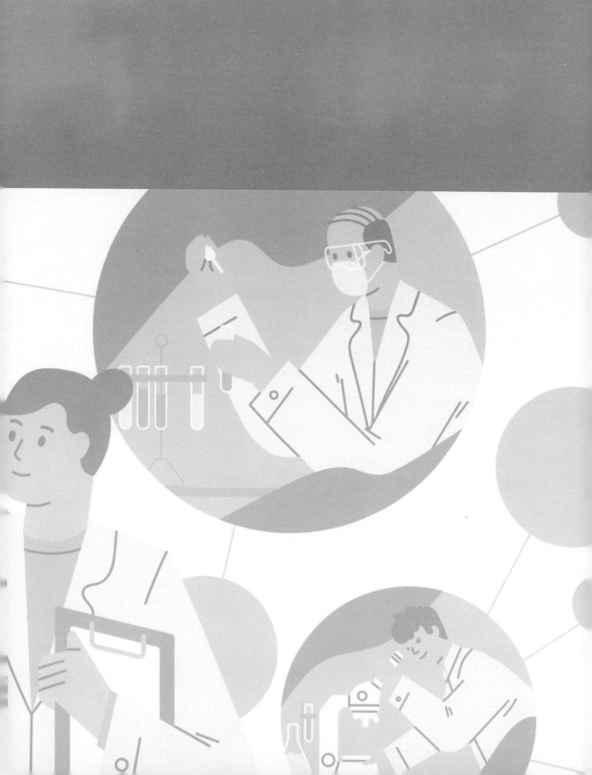

1. 질병의 허상과 만성질환

'유병장수'의 삶에서 벗어나야 한다

우리는 예전보다 오래 살지만, 길어진 수명만큼 만성질환을 달고 살게 되었다. 치명적인 질병으로 투병하지 않더라도 건강하지는 않은 상태로 긴 중년, 노년을 사는 것이다.

만성질환은 완치되지 않은 채 악화와 재발을 반복하며 지속적으로 증상을 나타내는 모든 질환을 가리킨다. 만성질환은 당장의 죽음을 초래하지는 않을 수도 있고, 만성질환을 갖고도 오래 살 수는 있다.

그러나 크고 작은 만성질환의 유무는 남은 삶의 질을 좌지우지할 정도로 중요하다. 수명은 길어졌을지 모르나 죽기 전까지 대부분의 시간을 약 복용이나 통증의 불편함, 행동의 제약을 감수하고 살게 만드는 것이 만성질환이다.

수명이 길어진 만큼 만성질환에 오래 시달린다

더구나 의학이 발달하고 수명이 길어질수록 만성질환은 종류가 다양해지고 만성질환으로 고생하는 사람도 증가하고 있다.

대사질환, 면역질환, 심혈관질환, 노화로 인한 질환, 노년기 이후 발생하는 치매 등의 만성질환으로부터 완전히 자유로운 현대인은 거의 없다고 해도 과언이 아니다.

미국의 경우 전체 건강 관련 지출 비용의 80% 정도가 만성질환의 치료나 관리에 들어갈 정도로 심각한 수준이다. 이는 우리나라의 경우도 크게 다르지 않다.

한 가지 이상의 만성질환을 가지고도 오래 사는 사람들도 있지만, 만성질환이 악화되면 이는 사망의 직접적인 원인이 되기도 한다. 즉 만성질환은 삶의 질을 급격히 저하시키기도 하고 조기 사망을 야기하기도 한다.

현대의학이 극복하지 못한 것

현대의학이 발달하기 이전까지 인류는 주로 감염성 질병에 시달리거나 조기에 사망하는 경우가 많았다. 오늘날에는 간단한 수술로 처치할 수 있는 급성질환도 죽음이 원인이 되었다.

현대의학과 의료기술의 발달, 위생에 대한 인식 변화와 감염병에 대한 의학적 대처 기술의 발달은 현대인의 평균수명 증가와 고령화의 원인이 되었다. 그러나 이제는 대부분의 사람들이 평생 한 가지 이상의 만성질환으로 인해 고통받는 시대가 되었다.

현대사회에서 만성질환의 급증은 현대인의 생활습관과 밀접한 연관이 있다. 고령화 사회로의 진입과 잘못된 생활습관은 만성질환의 종류와 심각도에 직접적인 영향을 끼치고 있다.

만성질환을 유발하는 주된 원인에는 도시 생활환경의 광범위한 오염, 섭취하는 음식의 질, 운동과 수면 등 생활 패턴의 비정상화 등이 있다. 따라서 만성질환의 문제점을 개선하기 위해서는 의료 시스템의 변화와 질병에 대한 관점 변화, 환경과 생활습관의 근본적인 변화가 필요할 것이다.

과거 수천 년 동안 인류는 감염성 질병과 급성질환으로 고통받았다. 현재 세계적으로 표준화되고 통일된 현대의학의 의료 시스템으로 인해 이제 인간은 감염병이나 급성질환, 응급 증상에 대한 의료 처치를 누구나 받을 수 있게 되었다. 통증은 줄일 수 있고, 상처는 봉합하고 감염을 예방할 수 있으며, 치명적인 전염병에도 대응할 수 있는 것이 당연해졌다.

그러나 이제 현대인에게 문제가 되는 것은 과거 인류를 괴롭히던 감염병이나 급성질환이 아니라 만성질환이라는 점이다.

만성질환은 기존의 의학과 다르게 접근해야 한다

만성질환은 근본 원인을 제거해야 하는 질환이자 생활습관과 환경을 변화시키고 꾸준한 관리를 해야 하는 질환이다. 응급 처치가 아닌 지속적인 관리가 관건이다. 그런데 현대의학의 의료 시스템은 급성질환 치료와 응급 처치에 중심을 둔 시스템이다. 이것이 질병에 대한 현대의학의 허상이자, 만성질환 증가의 요인이라 할 수 있다.

따라서 의학과 의료행위가 무엇을 제공하고 어떤 역할을 해야 하는가에 대한 개념의 변화가 필요한 시대가 되었다. 즉, 감염성질환 치료나 응급 처치, 급성 증상 처치에 초점을 맞춘 기존의 의학에서, 만성질환에 근본적으로 대응할 수 있는 의학으로의 관점 변화가 필요한 시점이다.

항생제나 외과 시술을 통해, 겉으로 드러나는 질병의 증상을 완화시키거나 감소시키는 것은 급성질환 위주의 의학이라 할 수 있다.

그러나 만성질환에 대한 접근은 이와 다를 수밖에 없다. 왜냐하면 만성질환 자체가 그 원인이 단일하지 않으며, 증상 제거나 감소에 중점을 둔 치료로는 만성질환을 근본적으로 치료할 수 없기 때문이다.

약만 먹는 것은 진짜 치료가 아니다

만성질환은 개인마다 각각 다른 다양한 원인에 인해 발생하며, 근본적인 원인이 바뀌지 않는 한, 시간이 지남에 따라 재발하거나 악화된다. 한 예로 만성피로나 대사질환처럼, 당장 죽음에 이르지는 않으나 삶의 질을 현저히 떨어뜨리는 만성질환의 치료를 위해서는 근본적으로 건강을 회복하는 것이 필요한데, **현대의학에서 하듯이 몇 가지의 약물을 일시적으로 처방하는 것만으로는 치료를 했다고 할 수 없는 것이다.**

각 개인마다 다른 여러 원인들로 인해 발생하는 만성질환을 동일한 약물로 단순하게 치료하는 것은 어불성설이다. 항생제나 항염제, 진통제처럼 표면적인 증상을 일시적으로 감소시키거나 제거하기만 하는 치료방법으로는 만성질환을 극복하기 어렵다. 오히려 기존 만성질환의 진행과 악화에 따라 더 많은 약물을 필요로 하게 되는 악순환을 야기한다. 또한 같은 약물을 처방하더라도 사람마다 반응하는 것이 다르다는 문제가 있다. 모든 약물에 필수적으로 동반되는 부작용이 그 예이다.

결국, 현대의학의 개념으로 만성질환에 접근한 결과, 질병의 치료가 아닌 증상의 일시적 감소에만 머무르고 있으며, 이는 세계적인 만성질환의 급증과 악화 현상으로 이어지고 있다.

따라서 만성질환을 극복할 수 있는지 여부에 차세대 의학의 방향성이 걸려 있다고 할 수 있다.

우리나라의 만성질환 급증 추세

평균수명 증가로 인한 고령화와 서구화된 생활습관 변화로 인해 만성질환으로 인한 사망자 수와 진료비는 국내에서도 지속적으로 증가하고 있다.

2022년에는 만성질환으로 인한 사망자가 276,930명으로 전체 사망자의 74.3%를 차지했다. 이는 2021년의 252,993명보다 증가한 수치이다. 사망에 이르게 한 만성질환의 주된 종류로는 암, 심장질환, 뇌혈관질환 등이었다. 출처:한국보건산업진흥원

만성질환 유병률 급속히 증가

최근 10년간 우리나라 성인의 고혈압 유병률은 20~22%, 당뇨병 유병률은 10% 내외로 유지되고 있다. 특히 고콜레스테롤혈증 유병률은 2012년 11.9%에서 2022년 22.0%로 꾸준히 증가하고 있으며, 성인의 비만율도 2022년 37.2%로 높은 수준을 보이고 있다.

이에 따라 만성질환의 치료와 관리에 들어가는 진료비도 지속적으로 증가 추세에 있다. 만성질환으로 인한 진료비는 2022년에는 약 83조 원으로 전체 진료비의 80.9%를 차지했으며, 2023년에는 약 90조 6천억 원으로 대폭 증가했다. 이는 10년 전인 2013년과 비교했을 때 약 2.2배 늘어난 수치이다.

2. 원인은 물려받은 유전자 때문이 아니다

부모가 암에 걸리면 자식도 암에 걸릴까?

기존에는 난치성 질환이나 만성질환의 원인으로 가족력, 즉 조부모와 부모로부터 물려받은 유전자 때문인 것으로 보는 경우가 많았다. 부모나 조부모가 암에 걸리면 자식도 암에 걸리고, 부모나 조부모가 고혈압과 심장병으로 투병했다면 자식도 같은 병에 걸릴 수 있다고 생각한 것이다.

가족력이 있어도 예방, 극복할 수 있는 이유

그러나 **연구에 의하면 생활습관과 환경, 운동, 좋은 음식의 섭취와 식사 습관의 변화를 통해서 암이나 심장병 등의 만성질환 발병 확률을 낮출 수 있다. 물려받은 유전자는 바뀔 수 없지만 이 유전자의 발현에 영향을 끼치는 식사와 생활의 변화를 통해 유전자 발현 양상, 즉 만성질환의 발현 자체를 바꿀 수 있다는 것이다.**

따라서 만성질환을 태어날 때부터 물려받은 유산이나 이미 결정된 운명으로 여기는 것은 잘못된 생각이다. 오히려 생활습관의 변화와 건강한 습관의 실천으로 만성질환에 시달리는 시간을 최대한 줄이는 것이 가능하다.

현대의 의료 시스템은 만성질환에 대한 예방과 대처에 미흡한 실정이다. 수명이 늘어나고 고령화 사회가 진행되면서 삶의 반 이상을 만성질환에 시달리며 살아가게 되는데 이에 대한 마땅한 대비책이 마련되어 있지 않다.

전문가들은 모든 종류의 만성질환에 대하여 유전과 환경의 영향을 고려해야 한다고 말한다. 흔히 가족력이라 칭해지는 유전적 정보를 바탕으로, 각 개인이 물려받은 유전자가 어떤 것에 영향을 받는지를 파악하고, 환경을 어떻게 변화시켜야 이 유전자의 취약성을 극복할 수 있는지를 파악해야 한다.

만성질환은 영양 보충과 식이요법으로 극복할 수 있다

만성질환은 식습관과 식이요법, 생활환경 변화로 극복할 수 있다.

그러나 약물 치료에 의존하는 현대의학의 방식은 만성질환을 치료하는 데 근본적인 대처법이 되지 못한다. 이러한 시각은 의학과 건강에 대한 완전히 새로운 관점 변화를 이끌게 되었다. 즉 생활습관을 바꾸면 건강은 개선되며 긍정적으로 바뀐 습관을 꾸준히 유지하면 개선된 건강 상태를 유지할 수 있다.

만성질환은 그 질환을 진단받은 시점에서 짧게는 몇 년, 길게는 수십 년 전에 이미 시작된 병을 뜻한다. 만성질환이 있는지 여부를 조기에 발견하기 위해서는 정기적인 검진을 통해 신체의 기본적인 지표들의 작은 변화와 정상 여부를 파악해야 한다.

혈압, 혈당, 혈중 콜레스테롤 수치와 지방 수치, 체지방률처럼 기본적인 건강검진을 통해 살펴볼 수 있는 지표들은 당신의 타고난 유전자가 어떤 특성을 가지고 있으며 어떻게 발현될 가능성이 있는지를 알려준다.

만성질환은 단일한 하나의 질병이 아니다

그런데 이보다 더 중요한 것은 이 유전자를 가지고 어떤 환경에서 무엇을 접하며 살았는지 여부이다.

비슷한 유전자 특성을 공유했을지라도 체내 독소 유입이 많은 환경에서 살고 있는지, 스트레스가 많은 생활을 하고 있는지, 어떤 성분으로 이루어진 음식을 섭취하는지, 수면과 일상생활의 질이 어떠한지, 규칙적으로 운동을 하는지 아닌지에 따라 건강상태가 달라진다. 건강에 해로운 환경과 습관을 오래 지속할수록 만성질환이 발병하고 악화될 수밖에 없다.

만성질환은 타고난 유전자 때문에 걸리는 것이 아니라 유전과 환경의 상호작용으로 발생한다.

체내 유입되는 독소 등 유해한 환경요인으로 인해 신체 장기의 각 부분과 세포와 조직이 지속적으로 무리하게 기능하거나 부상을 입는 상태가 지속될 때 생기는 모든 증상이 만성질환이라 할 수 있다. 따라서 **만성질환은 한두 가지 원인으로 단기간에 걸리는 것이 아니라, 유해한 환경과 습관으로 인해 체내 조직과 세포가 계속해서 과부하게 걸리거나 손상된 상태가 되는 것을 뜻한다.**

따라서 현대의학의 약물 치료만으로는 장기간 지속적으로 손상을 입고 기능이 저하된 세포와 조직을 단기간에 원상태로 회복시키는 것이 불가능하다.

또한 하나의 질환은 다른 질환과 서로 연결되어 있고 영향을 끼친다. 집에 불이 났는데 안방만 불에 타고 부엌은 멀쩡할 수 없는 것과 같은 이치이다.

3. 치료는 각 개인 맞춤형이어야 한다

치료의 개념은 바뀌어야 한다

예전에는 건강과 질병의 원인 중 유전적인 요인이 더 많고 환경적인 요인이 더 적을 것이라고 생각했다.

그러나 유전자보다 환경 등 다른 요인이 질병의 더 큰 원인으로 작용한다는 기능의학의 중요성이 커지는 지금, 질병이라는 것은 더 이상 부모나 가족에게 물려받았으니 어쩔 수 없이 받아들여야 하는 운명이라는 개념을 벗어나게 되었다. 이는 의료적 처치, 혹은 치료라는 개념도 이제는 바뀌어야 함을 의미한다.

의학 발전사에서 유전자에 대한 연구는 한동안 유전자 결정론을 낳게 되었다. 이는 부모의 유전자에 새겨진 질병을 물려받은 자식은 어쩔 수 없이 그 질병에 걸릴 수밖에 없다는 것이다. 이는 오늘날의 의료 모델을 확립하는 데 큰 영향을 끼쳤다. 어쩔 수 없이 질병에 걸린 환자들의 증상을 줄이거나 없애는 것에 의학이 개입하는 것이다.

만성질환 원인의 70%는 유전자가 아닌 환경요인

그러나 20세기 후반과 21세기에 이르러, 인간은 부모로부터 절반씩 유전적 정보를 물려받는 것이 아니며, 인간의 유전자는 환경과 끊임없이 상호작용을 하며 변형된다는 사실이 밝혀졌다.

특히 감염성 질병 극복과 위생의 발달, 영양 섭취 발달, 처치 중심 의학의 발전 등에 의해 평균수명이 현저히 늘어남에 따라 반대급부로 만성질환의 종류와 만성질환에 시달리는 시기 자체가 증가함에 따라, 부모와 가족으로부터 물려받은 유전자의 영향력은 환경의 영향력에 비해 훨씬 비중이 적다는 것이 알려지게 되었다.

실제로 만성질환의 원인 중 70%는 물려받은 유전자가 아닌 환경요인에 의해 발생한다는 것이다.

만성질환을 치료한다는 개념은 하나의 질병에 단순하게 대처하는 처치의 개념과는 다소 차이가 있다. '고혈압을 치료하기 위해서는 혈압약을 먹으면 된다' 라는 개념이 아니라는 뜻이다.

고혈압이라는 증상으로 발현되기까지 그 사람의 건강 상태, 유전적 특징, 살아온 환경, 식습관과 생활습관, 평소 활동량과 운동량, 다른 **질환과 병력 등을 고려하여 개개인 맞춤형 관리를 실시해야 만성질환의 진정한 치료가 이루어진다.**

같은 병에 같은 약을 처방하는 방법의 오류

모든 사람에게 일괄적으로 똑같이 적용되는 치료법으로는 만성질환의 치료에 한계가 있다. 실제로 현대의학의 수많은 임상연구에서는 특정 약물이나 처치에 잘 반응하는 참가자들도 있지만 잘 반응하지 않는 참가자들도 반드시 있다.

특정 질환의 치료를 위해 개발되고 시판되는 약물은 '이 약은 모든 사람에게 효과가 있다' 는 전제하에 처방되는 것이 아니다. 즉 의사가 당신에게 치료제로 어떤 약을 처방했다면 이는 '이 약을 먹으면 반드시 치료 효과가 있다' 는 뜻이 아니라 '이 약을 먹고도 효과가 없었던 사람들도 있었다' 는 뜻에 오히려 더 가깝다. 왜냐하면 임상시험을 거쳐 승인된 약물들의 대부분은 30~60%의 환자들에게만 효과가 있기 때문이다. 따라서 현대인의 대부분이 겪고 있는 만성질환은 일률적인 치료방법이 아니라 개개인 맞춤형의 치료방법을 적용해야 진정한 치료가 가능하다.

만성질환의 3가지 환경요인

질병이 원인 중 개인이 생활하는 환경과 생활습관, 음식 섭취는 만성질환 발병에 중요한 영향을 미치는 요인에 해당된다. 환경적 요인의 종류에는 다음과 같은 것들이 있다. 다음 3가지의 점검을 통해 당신의 만성질환 발병 가능성 여부를 유추할 수 있다.

1. 당신은 어떤 생활습관을 가지고 살아왔는가?

- 식이 습관: 고열량, 고지방, 고염도의 식단은 비만, 고혈압, 당뇨병, 심혈관질환의 위험을 증가시킨다.
- 운동 부족: 신체 활동이 부족하면 대사질환과 심혈관질환 발병 가능성이 급격히 높아진다.
- 흡연과 음주: 흡연과 과도한 음주는 암, 만성폐쇄성폐질환(COPD), 간질환 등을 유발하는 대표적인 원인이다.

2. 당신은 어떤 환경에서 살고 있는가?

- 공해: 대기오염, 미세먼지, 생활 속 다양한 유해 물질에 자주 노출되면 만성 호흡기질환, 심혈관질환의 위험이 높아진다.
- 직업 환경적 요인: 특정 직업군에서 유해 화학물질, 방사선, 중금속 등에 상시 노출될 경우 만성질환 위험이 급증한다.

- 사회경제적 요인: 교육 수준, 소득 수준 및 그로 인한 의료 접근성의 부족도 개개인의 건강과 질병에 직접적 영향을 미친다.

3. 당신은 어떤 마음으로 살고 있는가?

- 질병의 심리적 요인: 과도한 스트레스, 우울증, 불안 같은 심리적 요인은 만성질환, 특히 심혈관질환과 대사질환의 발병 및 악화를 촉진한다.

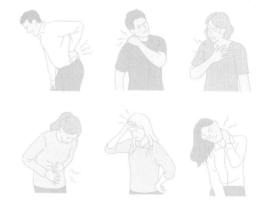

4. 가족력이 전혀 없어도 발병하는 10가지 만성질환

유전요인 없이 발병하는 만성질환 급증 추세

만성질환은 유전과 환경의 복합적인 상호작용에 의해 발병한다. 가령 부모로부터 물려받은 특정 유전자가 당뇨병 발병에 취약성을 가지고 있다 하더라도, 지속적으로 건강한 식습관과 생활습관을 유지한다면 발병 위험이 현저히 낮아진다.

반면, **특정 질병에 대한 유전적 소인이 전혀 없음에도 불구하고 환경적 요인에 의해 만성질환이 발병하는 경우가 많다.** 여기서 말하는 환경요인이란 개개인의 생활습관, 물리적인 환경, 사회경제적 요인, 심리적 스트레스, 취약성 등이 복합적으로 작용하는 것을 가리킨다. 유전요인 없이 환경요인만으로도 발생하는 만성질환에는 다음과 같은 것들이 있다.

1. 심혈관질환

⇨심혈관질환은 환경적 요인, 특히 부적절한 생활습관에 의해 발생하는 대표적인 만성질환이다. 심지어 가족력이 없더라도 이러한 요인들이 혈압 상승, 동맥경화, 심근경색으로 이어질 수 있다.

- 고지방, 고열량, 고염분 식단, 흡연, 음주

- 운동 부족
- 잦은 스트레스와 불안의 지속
- 공해와 미세먼지에의 일상적인 노출

2. 제2형 당뇨병

⇨당뇨의 가족력, 즉 유전적 소인이 없더라도 장기간 부적절한 식사습관과 운동 부족이 이어지면 인슐린 저항성이 증가하여 당뇨병이 발병하게 된다.

- 비만과 과체중
- 고칼로리, 고당질 식단
- 적절한 신체 활동 부족

3. 만성 폐쇄성 폐질환(COPD)

⇨흡연과 공기 오염 같은 외부 요인만으로도 폐 기능이 저하되고 기도와 폐에 염증이 생겨 COPD가 발생할 수 있다.

- 흡연 (직접 흡연 및 간접 흡연 포함)
- 대기오염 및 산업용 화학물질 노출
- 오염된 실내 공기, 특히 난방이나 조리 시에 발생하는 연기
- 미세먼지와 초미세먼지

4. 비만

⇨비만은 주로 생활습관의 영향을 받는 질환이다. 유전적 소인 없이도 장기간의 혹은 아동기부터의 잘못된 생활습관 및 잘못된 음식 섭취로 인해 발병한다. 또한 비만은 당뇨병, 고혈압, 심혈관질환을 유발한다.

 - 과도한 칼로리 섭취
 - 가공 음식이나 화학조미료, 감미료에 포함된 각종 액상과당과 단당류
 - 너무 적은 신체 활동
 - 스트레스 및 수면 부족

5. 특정 암

⇨암의 유전적 소인이 없더라도 외부적인 발암 물질이나 바이러스 감염으로 인해 암이 발생할 수 있다. 예를 들어 자외선에 반복적으로 노출되면 피부암 위험이 증가한다.

 - 흡연 → 폐암, 구강암
 - 자외선 과다 노출 → 피부암
 - 바이러스 감염 → 간암, 자궁경부암 등
 - 그밖에 환경 독소와 발암 물질 노출

6. 고혈압

⇨가족력이 없는 사람도 지나친 염분 섭취와 스트레스 등 환경적 요인으로 인해 고

혈압이 발생할 수 있다. 고혈압은 심혈관질환의 위험요인으로도 작용한다.

- 고염분 식단
- 스트레스
- 과도한 음주
- 비활동적인 생활습관

7. 골다공증

⇨ 유전적 소인 없이도 장기간 칼슘 섭취가 부족하거나 신체 활동량이 적으면 골밀도가 감소해 골다공증 위험이 높아진다.

- 칼슘과 비타민D 부족
- 운동 부족
- 과도한 음주와 흡연

8. 간 질환

⇨ 음주와 대사 이상은 간 손상을 유발하는 직접적인 환경요인에 해당한다.

- 과도한 음주 → 알코올성 간 질환
- 비만과 대사증후군 → 비알코올성 지방간
- 바이러스 감염 → B형 간염, C형 간염

9. 우울장애, 불안장애 등 정신건강 질환

⇨ 심리적 · 환경적 요인은 우울장애와 불안장애 발병의 원인이다. 만성 스트레스가 지속되는 상황은 뇌의 화학물질 불균형을 유발하여 우울과 불안에 취약해지게 만든다.

- 장기적인 심리적 스트레스
- 사회적 고립
- 외상(트라우마) 사건 경험
- 사회적 불안 상황의 지속

10. 대사증후군

⇨ 고혈압, 당뇨병, 이상지질혈증 등이 복합적으로 동반된 상태가 대사증후군을 유발한다. 이는 전적으로 환경적 요인에 의해 발병할 수 있다.

- 비만
- 고지방, 고탄수화물, 고열량 식사
- 운동 부족
- 만성 스트레스

이처럼 만성질환을 유발하는 결정적인 원인은 유전적 요인보다 환경적 요인에 있다. 따라서 **만성질환을 예방 혹은 관리하기 위해서는 균형 잡힌 식단, 적절한 식재료를 사용한 건강한 식습관, 규칙적인 운동, 금연과 금주, 스트레스 관리 등 건강한 생활 습관으로의 변화의 유지가 가장 중요하다.** 개개인이 지닌 유전적 취약 요인을 파악하여 환경적 요인을 개선하는 맞춤형 치료가 필요한 이유이다.

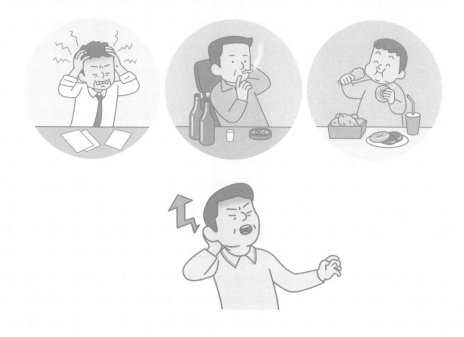

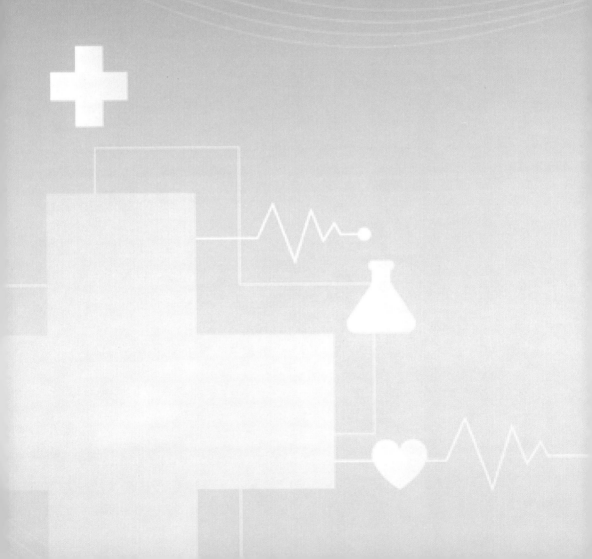

3장

치료에 대한 정의

1. 섭취부터 배설까지

여러 신체기관은 서로 연결되어 있다

음식물의 섭취부터 소화 및 흡수, 그리고 배설을 담당하는 모든 기관은 신경계와 밀접하게 연결되어 있다. 만성질환 중 현대인의 대부분이 가지고 있는 질환 중 하나는 바로 위장질환으로서, 속 쓰림이나 복통, 과민성대장증후군 등의 다양한 만성 위장질환은 심리적인 스트레스의 직접적인 영향을 받아 발생한다.

중요한 일을 앞두고 긴장했을 때나 불안과 압박감이 클 때 제일 먼저 위장질환이 발생하는 이유는 섭취, 배설기관과 신경계기관이 서로 연결되어 있기 때문이다. 또한 소화기관에 염증 등의 질병이 발생하면 일상생활에 곧바로 지장이 생긴다. 섭취와 배설기관은 기본적인 생존과 가장 밀접하기 때문이다.

따라서 **만성질환을 다스리는 데 있어 섭취와 흡수, 배설을 담당하는 기관들의 상호 연관성을 면밀히 이해하는 것이 필요하다.**

섭취, 소화, 흡수, 배설의 건강성이 유지되어야 한다

신체는 음식을 섭취함으로써 탄수화물, 단백질, 지방을 통해 생존에 필요한 기본적인 열량과 에너지를 얻는다. 음식 섭취를 통해 이 영양소를 체내에 들여온 후, 입에서는 침에 들어있는 소화 효소를 통해, 그리고 위장에서는 연동 운동과 소화 과정을 통해 음식물을 분해한다. 소장과 대장에서는 장내 미생물을 통해 필요한 영양분을 흡수하고, 남은 찌꺼기는 대변과 소변의 형태로 배설하게 된다.

이렇게 각 과정마다 필요한 영양소를 적절히 흡수하여 각 기관의 에너지원으로 사용해야 하기 때문에, 입부터 소장, 대장, 방광까지 이어지는 소화기관과 배설기관 중 한 군데만 문제가 생겨도 우리 몸은 즉각 영양 결핍이나 기능 저하가 발생한다. 이것이 지속되면 현대인에게 가장 흔한 각종 만성질환의 증상들로 나타나는 것이다.

신체기관의 문제는 서로 연결되어 있다

또한 섭취부터 배설에 이르는 기관의 문제는 신경계와 결부해 몸 전체의 면역 시스템의 문제로 이어진다.

역류성 식도염이나 속 쓰림을 동반하는 위궤양과 각종 위장질환, 소화불량, 변비나 과민성대장증후군 등은 현대인이라면 누구나 가끔씩 경험하거나 만성적으로 지니고 사는 경우가 많아 대수롭지 않게 여기는 경우가 많다.

그러나 섭취와 소화, 흡수, 배설 기능을 정상으로 되돌리는 일은 이로 인해 발생하는 복합적인 만성질환을 치료하여 건강을 되찾기 위한 첫걸음이라 할 수 있다.

2. 장 면역계와 장 신경계

뇌 신경계와 비슷한 장 신경계

섭취 및 소화, 배설을 담당하는 기관들은 신경계, 면역계에 직접적으로 영향을 끼친다.

특히 장은 '제2의 뇌'라고 불릴 정도로 중요한 기관으로, 이는 장의 신경계가 뇌와 유사한 뉴런과 신경전달물질을 지니고 있다는 뜻이다. 즉 **장의 건강이 신경계에 영향을 끼치는 것이 아니라, 장이 그 자체로 뇌 신경계의 역할을 한다는 것이다.**

예를 들어 인간에게 행복감을 느끼게 해주는 신경전달물질 중 세로토닌은 뇌에서도 분비되지만 장내 신경계에서 더 많이 만들어진다는 것이 밝혀졌다. 즉 장이 건강하고 행복해야 신체 전반의 건강이 회복될 뿐만 아니라 우울증이나 번아웃 등 만성적인 심리질환을 치료할 수 있다.

그리고 심리적으로 안정을 찾고 스트레스 요인을 줄여야 장 신경계의 세로토닌 분비도 활발해진다고 할 수 있다.

만성질환 극복이 장 건강에서 시작된다고 하는 이유

그뿐만 아니라 장의 면역계는 우리 몸 전체의 면역계의 절반 이상을 담당하는 중요한 곳이기도 하다. **장은 면역세포의 약 70% 이상을 포함하고 있기 때문에 우리 몸의 면역 체계의 중심 역할을 한다고 할 수 있다.**

장 면역계는 외부에서 들어온 유해한 물질을 감지하고, 거르고, 체내에 흡수되지 않도록 방어하는 가장 중요한 역할을 한다.

장의 면역계가 유해한 외부 침입자의 이상 신호를 감지하고 우리 몸을 보호하며 방어하는 일을 할 때 나타나는 현상이 위의 통증이나 경련, 설사 등의 증상이다. 그리고 장 면역계가 이러한 방어의 작용을 할 때 혈류를 통해 다른 신체기관에도 신호를 보낸다.

만성질환의 근원이자 해결의 열쇠

그래서 위장에 문제가 생겼을 때 두통이 동반되거나 구취가 발생하거나 피부질환이 발생하는 경우가 많은 것이다. 실제로 만성적인 위장질환을 앓는 사람들은 두통을 자주 겪거나, 피부 염증이 악화되거나, 짜증이나 부정적 감정을 자주 느끼는 등 심리적인 증상도 경험하게 된다.

장이 건강해야 염증 반응을 조절할 수 있으므로, 몸과 뇌의 각종 만성 염증성질환 위험을 줄이고 예방할 수 있게 된다. 반대로 장내 환경 불균형으로 인해 면역반응이 과도해지만 신경계에도 부정적인 영향을 미쳐 만성질환이 발생한다.

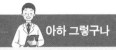

장 신경계가 하는 일

장 신경계는 소화기관에 분포하는 신경계를 뜻하며, 중추신경계의 지시 없이 별도로 독립적으로 작동한다. 장 신경계에 의해 소화액 분비나 장 근육 운동이 조절된다.

장 신경계가 감지한 음식물의 상태나 장관 내벽의 상태에 대한 정보가 운동신경 세포를 적절히 조절시키며, 이를 통해 장내 운동신경 세포는 장의 연동 운동을 촉진한다. 또한 소화액을 적절하게 분비할 수 있도록 돕는다. 이처럼 장의 기능과 역할을 전반적으로 관장하기 때문에 장 신경계는 뇌 신경계와도 같은 역할을 한다.

〈장 신경계의 구조〉

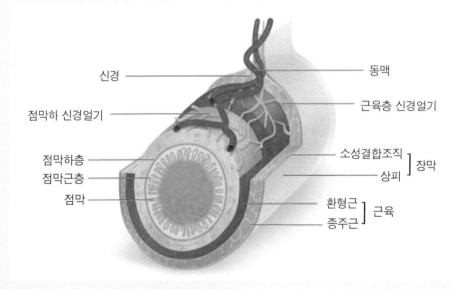

출처: 네이버 wikipedia

78

3. 흡수의 문제

영양소를 골고루 제대로 흡수해야 한다

음식물을 섭취해서 영양소를 흡수하고 에너지를 얻는 과정은 유기체의 생존에 반드시 필요한 과정이다.

이때 어떤 성분의 음식을 먹는지, 어떤 맛을 지닌 음식을 먹는지는 그 자체로 소화, 흡수, 배설 과정에 중요한 정보를 제공한다. 그리고 음식물을 통해 우리 몸에 직접적으로 전달되는 영양소가 건강과 질병을 좌지우지한다.

즉, 어떤 음식물을 섭취하고 그 음식물 속의 어떤 영양소를 얼마나 흡수하느냐에 따라 건강을 잃을 수도, 되찾을 수도 있다. 우리가 섭취하는 음식물이 곧 건강을 결정히는 환경요인이다.

음식에는 한 개인의 생활습관이 반영되며, 음식의 질이 그 개인의 삶과 환경의 질을 반영한다. 음식과 영양제를 조절하는 것 자체로 만성질환을 악화시킬 수도, 획기적으로 개선시킬 수도 있다.

장이 건강하면 행복 호르몬이 나온다

특히 장에는 수억 개의 미생물이 존재하는데, 이를 장내 미생물(Gut Microbiota), 혹은 장내 마이크로바이옴이라 부른다.

　장내 미생물은 입으로 섭취되고 위장을 거쳐 소화된 음식물 속의 핵심적인 영양분을 장벽을 통해 몸속으로 적절히 흡수하도록 돕는 역할을 한다. 장내 유익한 미생물이 적정 비율로 유지되어 흡수 기능이 정상적으로 작동하는 것은 장 건강뿐만이 아니라 몸 전체의 시스템 기능을 좌우한다.

　또한, 장내 미생물은 음식의 소화를 포함해 면역을 조절하고 비타민을 합성하며 신경전달물질 생성을 통해 뇌 기능에도 영향을 미친다. **특정 장내 미생물은 세로토닌 같은 신경전달물질 생산에 영향을 미쳐 우울증, 불안, 스트레스와 같은 정신건강 상태를 조절한다.** 실제로 유산균 속 프로바이오틱스는 장 건강만이 아닌 기분 안정에도 직접적인 도움을 준다.

위장약을 먹어도 치료되지 않는다

　장의 대표적인 만성질환인 과민성대장증후군(IBS)은 현대인의 대표적인 질병 중 하나인데, 이는 장의 신경계와 면역계에 이상이 생겨 발생하는 질환이다. 과민성대장증후군을 치료하기 위해 단순 약물 치료가 효과적이지 않고 만성화되는 이유는 이 질환이 단순히 장의 문제만이 아니기 때문이다.

　스트레스나 불안 요인, 장내 미생물군의 불균형, 장 면역계와 신경계의 이상은 결국 흡수에 문제를 일으켜 심리적·신체적 만성질환을 유지시킨다.

4. 장과 뇌의 연결성

장의 신경계는 뇌의 명령 없이도 작동한다

장에는 자율적으로 작동하는 신경계가 있으며, 이로 인해 오늘날에는 장을 '제2의 뇌'라고 부른다. 즉, 장과 뇌는 긴밀히 연결되어 서로 영향을 주고받는다. **장은 소화 기능만 하는 것이 아니라 몸 전체의 신경계와 면역계와 연결되어 신체의 건강과 마음의 건강을 관장한다.**

증상 억제가 아닌 기능 정상화가 치료의 진짜 목표

따라서 각종 만성질환을 궁극적으로 치료하기 위해서는 장의 기능을 정상화시키는 것이 첫 번째 열쇠이다.

소화기관이 건강한 기능을 수행할 수 있도록 하는 것, 위장과 소장과 대장의 염증을 줄이는 것이 곧 다양한 만성질환 치료의 지름길이다. 만성 두통이나 난치성 피부 질환, 관절질환, 불안장애 등의 만성질환을 치료함에 있어 각 증상을 일시적으로 통제하는 것이 아니라 소화기관 전체의 섭취와 흡수, 배설 기능을 정상화시키는 것이 필수적인 이유이다.

장은 뇌의 역할을 함께 수행하고 있다

장에는 1억 개 이상의 신경세포가 존재하는데, 이것을 장 신경계(Enteric Nervous System, ENS)라고 부른다.

장 신경계를 통해 소화 흡수와 관련된 전반적인 기능이 조절된다. 장 신경계는 뇌의 명령 없이도 소화액 분비, 연동 운동, 혈류 조절을 관장할 수 있다.

무엇보다도 장 신경계는 중추신경계와 유사한 방식으로 신경전달물질을 활용하며, 이를 바탕으로 장과 뇌는 서로 의사소통을 한다. 이러한 장과 뇌의 연결성을 장-뇌 축(Gut-Brain Axis)이라 부른다.

장-뇌 축은 장과 뇌가 신경전달물질, 호르몬, 미주신경(Vagus Nerve) 등의 신호를 통해 양방향 소통을 하는 것을 뜻한다. 그렇기 때문에 장 건강은 감정과 인지에도 직접 영향을 끼치며, 감정과 인지가 장 건강에 영향을 끼치기도 한다.

장 건강은 마음 건강에도 영향을 미친다

예를 들어 흔히 긴장을 많이 하거나 스트레스를 많이 받으면 배가 아프거나 설사를 하기도 한다. 반대로 과민성대장증후군 등의 질환으로 인해 장 건강이 만성적으로 안 좋으면 매사에 짜증이 많거나 자주 우울해질 수 있다.

또한, **장에서는 독자적으로 신경전달물질이 생산된다. 대표적으로 행복감과 안정감을 조절하는 신경전달물질인 세로토닌은 약 90% 정도가 장에서 생산되는 것으로 알려졌다.** 장 건강이 심리적인 건강까지 좌우한다고 하는 이유가 여기에 있다. 실제로 우울장애나 불안장애 환자들의 경우 위장질환을 비롯해 섭취, 흡수, 배설과 관련된 다양한 질환들이 동반된다. 자극과 관련된 신경전달물질인 도파민도 장에서 생성되어, 뇌의 신호 전달에 영향을 미친다.

☑   이거 알아요?

장-뇌 축(Gut-Brain Axis)에 이상이 생기면 만성질환에 걸린다

장은 독립적인 신경계를 갖추고 있어 자체적으로 작동할 수 있을 뿐만 아니라, 뇌와 긴밀히 연결되어 양방향으로 소통하며 감정과 스트레스에 영향을 미친다. 세로토닌과 같은 신경전달물질을 생산하여 정신 건강에도 영향을 끼치며, 뇌, 면역계, 그리고 전반적인 몸의 건강을 좌지우지한다.

이처럼 장은 뇌와 신경, 호르몬, 면역체계 등을 통해 복합적인 연결망을 이루고 있는데 이를 '장-뇌 축' 이라 일컫는다. 장-뇌 축은 스트레스, 음식, 장내 미생물 등 다양한 요소가 장과 뇌 사이에서 상호작용하는 방식으로 작동한다. 장의 건강 상태는 몸과 정신의 건강 상태에도 결정적인 영향을 미치는데, 장-뇌 축의 작용은 다음과 같은 다양한 증상으로 나타난다.

1. 스트레스와 위장질환

사례 : 중요한 시험 직전이나 발표 전날 갑자기 배가 아프고 설사를 함.

⇨스트레스를 받으면, 뇌는 스트레스 호르몬인 코르티솔을 생성한다. 이 신호는 미주신경을 통해 장으로 전달되고, 소화액 분비 및 장 운동에 부정적 영향을 미친다. 이로 인해 장이 과민반응을 일으키면 복통이나 설사 등의 증상으로 발현된다.

2. 정신 건강

사례 : 장이 안 좋아지면서 우울감이나 불안감이 증가함.

⇨장내 미생물군이 불균형해져 유익한 미생물은 감소하고 유해한 미생물은 증가하면, 장에서 대부분 생성되는 신경전달물질인 세로토닌이 감소하게 된다. 세로토닌은 행복감과 안정감을 경험하게 해주는 신경전달물질이기 때문에 이것이 감소하면 불안이나 우울감이 증가하게 된다.

3. 음식이 기분에 미치는 영향

사례 : 고칼로리, 고지방, 고당분 음식을 먹으면 일시적으로 기분이 좋아져 스트레스가 해소되는 듯했다가 얼마 후에 다시 기분이 저하됨.

⇨당분이나 지방량, 열량이 많은 음식은 즐거움과 기쁨을 느끼게 하는 신경전달물질인 도파민 분비를 일시적으로 증가시킨다. 그러나 이러한 음식을 섭취하면 장내 미생물의 불균형이 유발되고 장의 내벽에 염증이 생기며, 장에 생긴 질환으로 인한 신호는 곧바로 뇌로 전달되어 신체 전반의 기능뿐만 아니라 정서에도 부정적 영향을 미친다.

4. 프로바이오틱스 섭취와 정신 건강

사례 : 유산균이 많이 든 음식을 꾸준히 섭취했더니 점차 스트레스가 줄고 불안이나 짜증이 줄어듦.

⇨프로바이오틱스 섭취로 인해 장 내 유익균이 증가함으로써 장 내 미생물군이 균형 상태가 유지되면, 장의 염증이 감소하고 그에 따라 세로토닌 등의 신경전달물질 생산이 증가된다. 그 결과 장에서 뇌로 전달되는 긍정적인 신호가 늘어나 기분이 안정되고 스트레스 반응이 감소한다.

5. 면역계와 장-뇌 축

사례 : 장 내 염증이 증가하여 변비나 설사 등 배변에 문제가 생김과 동시에 늘 만성적인 피로감을 느낌.

⇨장내에 생긴 염증은 대표적인 염증성 물질인 사이토카인을 증가시킨다. 이 신호는 즉각 뇌로 전달되어 피로감, 기분 저하 등의 심리적 증상으로도 나타난다. 또한 장 건강 저하와 함께 전반적인 면역 기능이 저하되어 잔병치레가 잦아지고 크고 작은 질병에 잘 걸리는 상태가 된다.

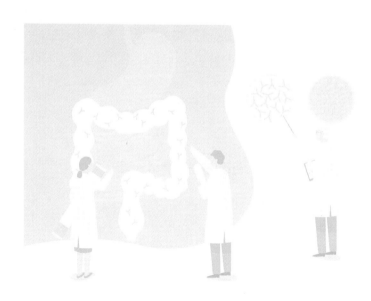

5. 최고의 치료 방법

위장 기능 정상화하기

만성질환을 치료하고 건강을 회복하기 위해서는 소화와 흡수, 배설에 이르는 전 과정의 정상성을 회복하는 것이 중요하다.

위장의 기능을 회복하는 것은 장의 신경계와 면역계를 안정시키는 것이며, 장의 신경계와 면역계가 정상화되어야 몸 전체의 기능이 정상화되어 만성질환을 치료할 수 있다.

거의 모든 종류의 만성질환은 선천적 요인보다 후천적·환경적 요인을 바로잡을 때 치료할 수 있다. 따라서 만성질환에 대한 최고의 치료방법은 다음 과정을 통해 위장의 기능을 바로잡는 것이다.

1단계 : 빼기
➜ 건강에 독이 되는 음식, 환경, 원인을 줄이고 빼라

만성질환 치료의 첫걸음은 몸에 해로운 모든 외부 요인을 줄이고 없애는 것이다. 특히 음식의 종류와 식습관을 바로잡는 것이 가장 먼저 필요하다.

탄수화물 속에 함유되어 있는 글루텐, 모든 종류의 가공 음식에 들어 있는 액상과당과 화학조미료, 과도한 당분은 물론이고 동물성 지방, 가공육, 패스트푸드 등의 음식을 식단에서 줄이고 빼야 한다. 잦은 야식과 불규칙적인 식사 간격, 폭식 등의 식습관도 반드시 감소시켜야 한다.

2단계 : 더하기
→ 건강에 이득이 되는 음식과 습관을 더하고 늘려라

해로운 외부 요인을 빼는 것만큼 중요한 것은 이로운 요인을 늘리는 것이다.

규칙적인 식사습관, 고른 영양분이 함유된 음식 섭취, 과식이나 폭식이 아닌 적절한 식사량 등의 식습관을 더해야 한다. 특히 신선한 채소와 과일을 통한 섬유질과 비타민 섭취, 가공 음식이 아닌 자연 그대로의 음식, 식물성 단백질과 정제하지 않은 잡곡이나 통곡물 섭취를 늘리는 것이 필요하다.

3단계 : 보충하기
→ 소화, 흡수를 돕는 효소와 유산균을 보충하라

해로운 요인을 제거하고 이로운 요인을 더하는 것만으로는 만성질환을 치료하기에 부족할 수 있다. 소화, 흡수, 배설 전 과정에 도움 되는 요인을 보충하는 것이 필요하다. 음식물의 소화와 흡수를 도와주는 효소를 섭취하고, 프리바이오틱스와 프로바이오틱스 보조제를 통해 장의 유익균을 늘리고 장내 면역 기능을 되살려야 한다. 하루에 20억 개의 프로바이오틱스를 복용할 것을 권장하며, 시판하는 요구르트 섭취만으로는 부족할 수 있으므로 보조제를 통해 보충하는 것이 좋다.

4단계 : 재건하기
→ 장 기능과 장 건강의 개선을 유지하라

한 가지 이상의 만성질환을 지니고 있다면 이미 장 기능의 불균형이 심화된 상태라 할 수 있다. 만성질환을 치료하기 위해서는 몸 전체의 기능을 정상화시킬 필요가 있다.

몸의 기능을 정상화시키는 것은 곧 장의 기능을 정상화시키는 것이며, 장 건강을 개선하는 외부 요인과 생활습관을 지속적으로 유지하는 것이다. 장 기능 개선을 위해서는 장 점막의 염증을 줄이고 장내 환경의 균형을 유지해야 하는데, 생선 속의 오메가-3, 비타민B, 아연, 마그네슘 등의 영양분이 도움 된다.

5단계 : 해독하기
→ 만성질환의 근본 원인을 없애라

모든 생명체는 외부의 독소에 노출되거나 독성물질이 체내에 유입했을 때 이에 대처할 수 있는 나름의 방법들을 지니고 있다. 그렇기 때문에 적은 양의 독소에 대해서는 방어할 수 있는 능력이 있다. 그러나 독소의 양이 많아질수록 이에 대처할 수 있는 능력에는 한계가 오며, 해독 기능에 과부하가 오면 각종 만성질환에 시달리는 상태가 된다.

몸에 독소를 축적시키는 유해한 물질에는 화학물질이나 유해물질뿐만 아니라 과다 섭취하는 약물도 포함된다. 따라서 이러한 독성물질을 배출하고 필요 이상으로 체내에 유지되지 않도록 하는 해독 과정을 통해 신체 본연의 해독 기능에 과부하가 걸리지 않도록 해야 한다.

내 몸속에 독소가 많다는 증거

독소는 음식의 종류와 질, 식습관, 생활환경, 생활습관, 스트레스의 정도에 따라 달라지며, 부정적 요인이 많을수록 체내에 축적되어 쌓일 수 있다.

체내에 독소가 과도하게 축적되면 다음과 같은 다양한 증상이 나타난다. 다음 증상들이 지속된다면 이미 만성질환을 앓고 있는 것이며, 이를 치료하기 위해서는 독소가 축적되는 주요 원인을 해결하고, 건강한 식습관, 충분한 수면, 규칙적인 운동, 충분한 수분 섭취, 환경변화 등으로 독소 배출을 촉진하는 것이 중요하다.

피부질환

- 여드름, 뾰루지: 독소가 배출되지 않을 때 피부에 나타나는 대표적인 증상
- 건조하거나 푸석푸석한 피부: 체내 독소 누적으로 피부 세포의 재생 능력이 저하되어 발생
- 피부 가려움증: 체내 독소 배출이 되지 않을 때 나타나는 증상
- 아토피 피부염, 두드러기: 장 면역계와 체내 면역 시스템의 불균형으로 인한 과민반응이 피부에 나타난 증상

소화기계질환

- 변비: 장내 독소가 쌓여 배변 활동이 느려져 나타나는 증상
- 설사: 독소와 자극에 의해 장의 배출 활동이 과도해져 나타나는 증상
- 복부팽만감: 연동 운동과 소화 기능 저하 및 장내 유해가스 축적으로 발생
- 속 쓰림 및 위산 역류: 독소에 대처하기 위해 위산이 과다 분비되어 발생하는 증상

비만 및 대사 관련 질환

- 과체중과 부종: 체내 독소로 인해 대사가 비정상적으로 작동하는 상태

- 과다 식욕 혹은 식욕 저하: 위장 기능 저하로 소화 흡수가 정상적으로 이루어지지 않아
  나타나는 증상

- 복부 비만: 체내 독소가 지방에 축적되어 배출되지 못하는 상태

피로 관련 증상

- 만성피로: 독소가 신체의 정상적인 기능을 전반적으로 방해하는 현상

- 집중력 저하: 면역 체계의 비정상적인 작동으로 인해 뇌에 전달되어야 할 영양소와
  혈류가 제대로 전달되지 못해 나타나는 증상

- 불면증, 수면장애: 체내 축적된 독소로 인해 정상적으로 호르몬 분비가 되지 않는 상태

- 전신 무력감, 무기력한 기분: 전반적인 신진대사 저하로 인해 에너지가 제대로 쓰이지
  못하는 상태

면역질환

- 감기에 자주 걸림: 신체 면역 체계에 불균형이 생긴 상태가 지속되는 것

- 염증 증가: 체내 독소로 인해 관절염, 근육통 등이 자주 생기고 잘 낫지 않는 것

- 알레르기 증상 증가: 체내 독소 배출이 잘되지 않고 정상적인 자극에도 과도하게 반응하게
  되는 것

호흡기계질환

- 잦은 기침: 체내 독소가 폐 기능을 저하시킬 때 나타나는 증상

- 비염 증상(코 막힘, 콧물, 재채기 등): 독소로 인한 염증 반응이 호흡기로 나타나는 증상

기타

- 심한 구취(입 냄새): 독소 축적으로 인해 구강 내 세균이 비정상적으로 증식한 상태

- 역한 체취: 독소가 배출되는 과정에서 땀 냄새나 체취가 역해질 수 있음

- 잇몸의 출혈과 염증: 구강 내 세균 증가와 면역 기능 저하로 나타나는 증상

- 탈모: 체내 독소로 인해 두피의 건강이 악화된 것

- 손톱, 발톱이 잘 부서지거나 약해짐: 독소 축적과 영양소 부족으로 나타남

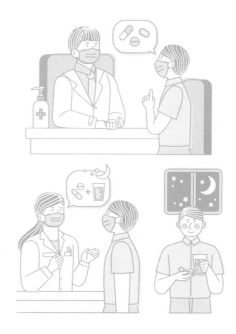

4장

지긋지긋한
만성질환 정복하기

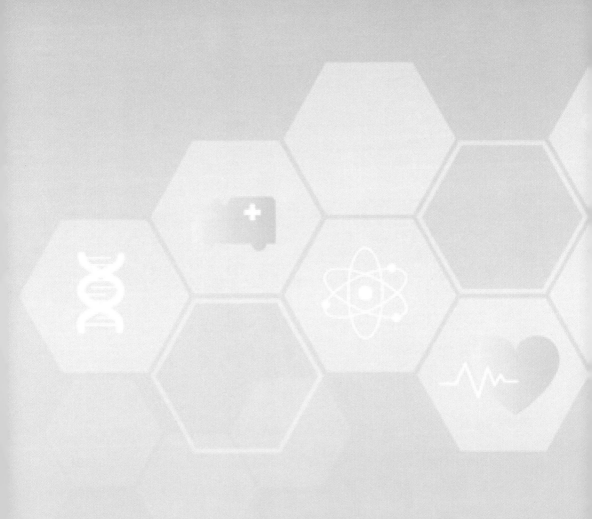

1. 고치기 어려운 만성질환 무엇이 문제인가?

누구나 앓고 있지만 쉽게 고치기 어렵다

만성질환은 단기간에, 그리고 간단한 치료방법으로 쉽게 고치는 것이 불가능한 현대인의 질병이다.

그 이유는 만성질환의 발병 원인이 여러 가지 요인에 의해 복합적으로 얽혀 있기 때문이다. 또한, 같은 원인으로 발병되었다 하더라도 사람마다 체질과 환경이 다르게 작용하기 때문이다.

따라서 만성질환을 치료하기 위해서는

첫째, 만성질환의 원리를 이해해야 하고,

둘째, 단순히 약물 치료를 통해 증상이나 통증을 억제하는 것이 치료의 전부가 아님을 알아야 한다.

만성질환을 쉽게 고치기 어려운 이유는 다음과 같다.

① 만성질환이 지닌 병리적 복합성 때문이다

만성질환은 한두 가지 원인 때문에 발병하는 것이 아니다. 또한, 겉으로 발현되는 증상이 흔하거나 단순해 보여도(예: 잦은 두통), 그 증상은 보이지 않는 다른 다양한 증상들과 동반되어 나타난다.

예를 들어 암이나 고혈압, 대사질환, 당뇨병, 심혈관계질환 등의 만성질환은 발생 원인이 단순하지 않을 뿐만 아니라 특정한 한두 가지의 처방으로 단기간에 치료하기 어려운 특성을 가진다.

만성질환은 개인이 부모로부터 물려받은 유전적 특징 때문에 발생할 수도 있지만, 생활습관과 환경요인 때문에 발생했을 확률도 높다. 혹은 반대로, 같은 생활환경에서 살았을지라도 개개인의 특성과 유전요인에 따라 다른 양상으로 발현되기도 한다.

즉 만성질환은 병리적 복합성을 지니고 있으며 한두 가지의 원인이 아닌 수많은 다양한 요인이 복합적으로 작용하는 다원적 특성을 지니고 있다.

② 점진적으로 진행되고 악화되기 때문이다

만성질환은 발생 초기에는 이상 신호가 있더라도 이를 간과하거나 심각성을 알아차리지 못할 수 있다. 그래서 조기 발견과 진단을 놓치는 경우가 대부분이다.

증상의 고통을 알아차리고 병원을 찾을 때쯤이면 이미 병이 상당히 진행된 상태이다. 또한, 급격히 악화되기보다는 서서히 점진적으로 악화되기 때문에 치료 적기를 놓치기도 한다.

예를 들어 만성 폐쇄성 폐질환(COPD)과 같은 만성질환은 초기에는 심각하게 인식하지 못하다가 시간이 지남에 따라 점진적으로 진행된다. 진단을 받을 때쯤에는 간단한 치료로는 해결하기 어려워진다.

③ 현대의학 접근의 한계가 있기 때문이다

만성질환의 원인은 복합적이고, 진행이 많이 된 경우라 하더라도 현대의학의 접근법으로는 치료하는 데 한계가 있다. **진행 속도를 늦추거나 증상을 완화하는 약물을 처방하는 것 외에 다른 방법이 없으나, 이는 병의 근본적인 원인을 제거하는 것은 아니다.**

또한 약물의 부작용으로 인한 문제나 개개인에 따른 효과의 차이, 약물에 대한 내성 문제 등도 존재한다. 대부분의 만성질환은 완치가 아닌 관리, 그리고 악화를 줄이는 것을 목표로 접근한다.

예를 들어 고혈압을 치료하기 위해 혈압을 관리하기 위한 약물이 처방되지만, 환자의 일상생활에 대한 근본적인 변화와 관리가 동반되지 않는 한 약물만으로는 고혈압을 치료할 수 있다고 보기 어려운 것이다.

④ 개인 맞춤형으로 치료해야 하기 때문이다

현대 서양의학의 치료방법은 표준화되고 일원화되어 있다. 예를 들어 감기 증상으로 내원한 환자들에게는 대부분 같은 약물을 처방하는 식이다.

그러나 만성질환은 증상이 같더라도 사람마다 그 원인과 양상이 천차만별일 수 있다. 따라서 표준화되고 일반화된 치료방법으로는 한계가 있을 수밖에 없으며, 실제로 병원 치료만 몇 년을 하더라도 차도가 없는 경우도 많다.

따라서 **만성질환에 대한 치료의 개념은 표준화되고 일률적인 방법이 아니라 개개인의 생활습관과 유전자, 환경을 고려하여 맞춤형 방법으로 접근해야 한다.**

⑤ 생활습관과 환경을 바꿔야 치료 가능하기 때문이다

대부분의 만성질환은 장기간 지속된 잘못된 생활습관과 유해한 생활환경으로 인해 신체의 전반적인 균형이 무너지고 독소와 염증이 쌓인 데서 비롯되는 질병이다. 이러한 환경적 요인은 개인의 의지로 바꿀 수 있는 부분도 있지만, 사회경제적 요인이나 심리적 스트레스 요인처럼 간단히 변화시키기 어려운 부분도 있다.

만성질환 치료는 삶을 전반적으로 바꿔야 가능하다. 식사습관과 식단, 운동습관, 스트레스 요인, 주변 환경 등에 대한 커다란 변화와 개선이 뒤따라야만 만성질환의 치료가 가능하다.

⑥ 합병증으로 이어질 수 있기 때문이다

만성질환은 그 자체로 한두 가지의 질환만을 의미하는 것이 아니다. **대표적인 만성질환인 당뇨병의 경우 심혈관계질환, 신장질환, 실명 등 여러 합병증이 유발할 수 있어 위험하다.** 따라서 만성질환은 여러 합병증과 개인의 특성, 환경까지 고려해 치료해야 하므로 과정이 복잡하고 끈기가 필요하다.

만성질환 치료는 단기적인 접근이 아니라 장기적인 관리와 다각적인 접근을 요한다. 또한, 일상에서 매일 생활습관과 환경을 변화시키는 등 적극적인 의지와 노력이 필요하다.

전체 진료비의 80%를 차지하는 만성질환 현황

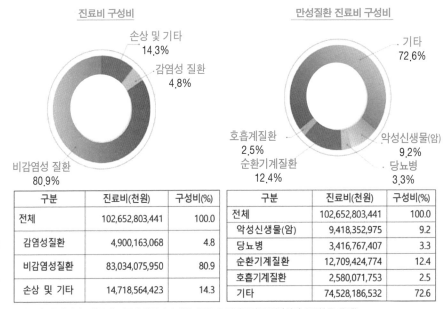

진료비 구성비

만성질환 진료비 구성비

구분	진료비(천원)	구성비(%)
전체	102,652,803,441	100.0
감염성질환	4,900,163,068	4.8
비감염성질환	83,034,075,950	80.9
손상 및 기타	14,718,564,423	14.3

구분	진료비(천원)	구성비(%)
전체	102,652,803,441	100.0
악성신생물(암)	9,418,352,975	9.2
당뇨병	3,416,767,407	3.3
순환기계질환	12,709,424,774	12.4
호흡기계질환	2,580,071,753	2.5
기타	74,528,186,532	72.6

* 자료원: 국민건강보험공단·건강보험심사평가원, 2022년 건강보험통계(질환별 298분류 통계)

질병관리청에서 공개한 '2023 만성질환 현황과 이슈'에 따르면, 2022년 기준 전체 사망자 중 74.3%가 만성질환으로 사망했고, 한 해 전체의 진료비 83조 원 중 80.9%가 만성질환으로 지출된다고 하였다.

만성질환 사망자 중에서는 심장질환으로 인한 사망자가 3만 3,715명으로 전체 사망자 중 9%, 뇌혈관질환 6.8%, 당뇨병 3%, 고혈압성질환 2.1% 등이었다.

만성질환 진료비 중에서는 순환기계질환으로 인한 비용이 12조 7,000억 원으로 12.4%를 차지했고, 단일 질환 중에서는 고혈압 진료비가 4조 3,000억 원으로 1위, 제2형 당뇨병이 3

조 원으로 뒤를 이었다.

특히 최근 10년간 주요 만성질환 유병률에 따르면, 30세 이상 성인의 고콜레스테롤혈증이 꾸준히 증가하고 있고, 소아 청소년의 비만 유병률도 코로나19를 거치면서 급격히 증가했다.

출처: 질병관리청

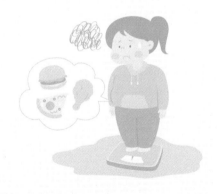

2. 만성질환으로 인한 최악의 고통, 만성통증의 본질

종류도, 원인도, 증상도 다양한 만성통증

만성통증은 3개월 이상 지속되거나, 기본적인 치료를 해도 쉽게 사라지지 않는 통증을 의미한다.

만성통증은 수많은 만성질환 중에서도 환자가 겪는 증상이 가장 고통스럽고, 치료가 까다로우며, 근본 원인을 해결하기 어려운 질환이다. 또한, 신체적 · 심리적 · 신경학적 요인들이 복합적으로 작용하여 발생한다.

1. 신경병성 통증

→ 신경 손상이나 신경 기능 이상으로 인해 발생하는 통증을 뜻한다.
- 예: 당뇨병성 신경병증, 대상포진 후의 신경통, 좌골신경통 등
- 특징: 칼로 베이는 듯한 통증, 찌릿찌릿한 통증, 타는 듯한 통증이 나타난다.

2. 근골격계 통증

→ 주로 근육, 관절, 뼈에서 발생하며, 해당 부위의 지나친 소모로 발생한 염증이 통증을 유발한다.

- 예: 요통, 경추통, 골관절염, 류마티스관절염 등

3. 암 투병 혹은 암 치료 중 나타나는 통증

→ 암의 종양이 신경을 압박하거나 또는 암 치료 중 항암제 부작용으로 나타나는 통증이다.

4. 섬유근육통

→ 주로 중추신경계 과민성으로 인해 발생하는 통증으로, 정확한 원인을 찾기 어려운 경우가 많다. 전신이 아프고 극심한 피로감과 수면장애를 동반한다.

5. 내장의 통증

→ 주로 위와 장을 비롯해 내장 기관(간, 신장, 췌장)에서 발생하는 통증으로, 해당 부위에 둔중한 통증이나 압박감을 느낀다.
- 예: 과민성대장증후군, 췌장염, 위염

6. 복합부위통증증후군 (CRPS)

→ 외상이나 수술 후 특정 부위에 발생하는 극심한 통증으로, 붓고 화끈거리는 통증을 동반한다.

초고령 사회의 만성통증, 이제 우리 모두의 문제

만성통증은 2019년 제정된 국제질병분류(ICD-11)에 의해 정식 질병으로 분류, 2022년부터 통계가 적용되기 시작했다. 대한통증연구학회에서도 국내 급·만성 통증 실태를 조사하고 곧 초고령 사회가 도래하면 만성통증에 대한 막대한 의료비용 지출에 대비책을 세워야 한다고 하였다.

고령화 사회와 만성통증 환자 급증

2008년 노인실태조사에 따르면 한국인의 만성통증 빈도는 60세 이상 여성 87.7%, 남성 63.3%에 달했다. 1990년부터 시작된 국제적 질병부담연구(GBD)에서 허리통증은 부동의 1위를 차지, 국민적 부담이 큰 우선순위를 정하는 장애보정생존연수(아프지 않고 건강하게 살아가는 기간)에 막대한 영향을 미치고 있다. 최근 건보공단이 발표한 자료에 따르면 등통증 질환에 대한 진료비는 1조 원을 넘어섰다.

대한통증연구학회의 발표에 의하면 고령화와 만성통증은 비례적으로 증가하며, 우리나라의 경우 고령화 속도가 매우 빠르기 때문에 만성통증에 대한 대비책이 필요하다고 한다.

마약성 진통제의 막대한 부작용

또한, 우리나라는 마약성 진통제의 남용으로 인한 문제가 심각하기 때문에 비마약성 진통제 개발도 필요하다는 것이다. 모르핀, 펜타닐 등 마약성 진통제는 진통 효과가 커 통증 치료에 많이 사용되고 있으나, 의존성으로 인한 중독과 남용으로 사회적 부작용이 크다는 하였다.

미국의 경우 최근 10년간 마약성 진통제 과다 복용으로 50만 명이 사망하면서 공중보건 위기가 초래되고 2017년에는 국가비상사태를 선언하기도 하였다.

내용 출처 및 발췌: 헬스경향(www.k-health.com) 2023.10.17

3. 급성통증과 다른 만성통증의 원인

만성통증 왜 발생하나?

- 외상이나 수술, 혹은 염증으로 인해 척수의 신경이나 말초신경이 손상되어
  나타나는 경우
- 류마티스관절염, 크론병 등 관절의 감염, 자가면역질환 등 염증이 통증을
  유발하는 경우
- 골다공증, 디스크 탈출증 등 퇴행성 질환으로 인해 구조적 이상이 생겨 통증이
  유발되는 경우
- 종양이 신경을 압박하거나 암 치료 중 신경이 손상되어 통증이 유발되는 경우
- 당뇨병, 갑상선질환 등 내분비계 혹은 대사의 문제가 신경병증을 유발하는 경우
- 그 밖에 스트레스나 불안 등 심리적인 요인이 만성통증을 악화시키는 경우

만성질환으로 유발되는 만성통증

대부분의 만성질환은 만성통증을 동반하는 경우가 많다. 즉 만성질환 때문에 만성
통증이 발생한다. 질환 자체가 유발하는 염증이나 조직의 손상, 기능 장애가 통증을
유발한다.

예를 들어 관절염은 관절의 염증이 지속되면서 통증이 만성화되는 만성질환이다.

또한, 당뇨병과 같은 만성질환은 신경 손상을 초래하여 만성적인 신경병증성 통증을 유발한다.

만성통증으로 인해 악화되는 만성질환

만성통증은 만성질환 때문에 발생하지만, 반대로 만성통증 때문에 만성질환이 악화되기도 한다. 통증 자체로 인해 몸이 아플 뿐만 아니라 정신적 스트레스도 유발하기 때문이다. 질환으로 인한 통증은 불안과 우울, 짜증 등 부정적 정서를 만성화시키며 이는 면역 체계를 약화시키는 악순환을 가져온다.

예를 들어 심혈관질환을 앓는 만성질환 환자는 통증으로 인해 코르티솔 같은 스트레스 호르몬이 과도하게 분비하여 혈압과 심박수가 증가하며, 이는 또다시 심혈관계에 부담을 주게 된다. 또한, 대사 질환으로 인해 유발되는 통증은 신체 대사에 부정적 영향을 끼쳐 혈당 조절을 어렵게 만드는 악순환을 유발한다.

만성질환과 만성통증, 어떤 공통점이 있나?

만성질환과 만성통증은 서로 밀접하게 연관되어 있으며, 둘 간의 상호작용은 환자의 신체적·정신적 건강에 큰 영향을 미친다. **특히 이 둘은 우울과 불안의 원인으로 작용하며, 이러한 심리적 요인으로 인해 만성질환 관리를 제대로 하지 못하게 된다.**

만성질환은 염증을 핵심 기전으로 동반하는데, 염증의 신호로 발현되는 것이 바로 통증이다. 또한 만성통증 환자에게서는 중추신경계가 통증 신호에 과도하게 민감해지는 중추 감작(Central Sensitization) 현상이 나타나는데, 이는 만성질환과 만성통증 간의 악순환을 유지 및 악화시킨다.

국내 만성통증 환자 실태... 삶의 질 저하와 자살사고까지 유발

만성통증 질환 유형

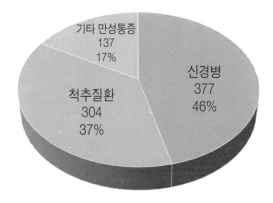

만성통증으로 인한 악영향

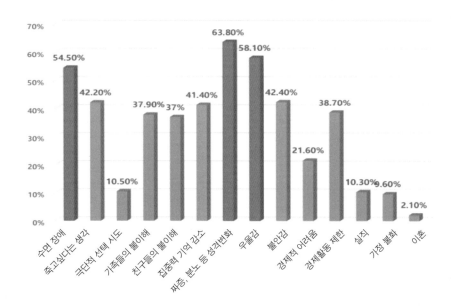

만성통증의 악영향/연령대

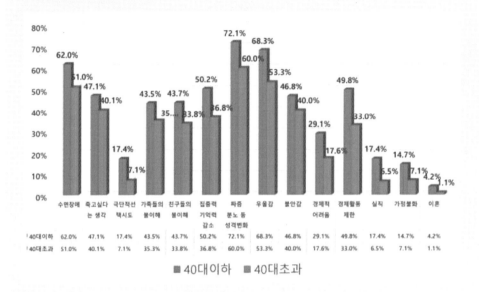

	수면장애	죽고싶다는 생각	극단적선택시도	가족들의 몰이해	친구들의 몰이해	집중력 기억력 감소	짜증 분노 등 성격변화	우울감	불안감	경제적 어려움	경제활동 제한	실직	가정불화	이혼
40대이하	62.0%	47.1%	17.4%	43.5%	43.7%	50.2%	72.1%	68.3%	46.8%	29.1%	49.8%	17.4%	14.7%	4.2%
40대초과	51.0%	40.1%	7.1%	35.3%	33.8%	36.8%	60.0%	53.3%	40.0%	17.6%	33.0%	6.5%	7.1%	1.1%

■ 40대이하　■ 40대초과

대한통증학회에서 2011년에 이어 10년 후인 2021년도에 조사(2021.7.20.~9.3. 전국 20개 대학병원 통증클리닉을 방문한 만성 통증 환자 833명[여성 425명, 남성 408명, 평균 연령 57세, 이환기간 75개월] 대상)한 만성통증 실태에 의하면, 만성통증 환자들은 최근 1주간 평균 5.9점(10점 만점)의 중등도 이상의 통증을 겪지만, 4명 중 1명은 진통제 등의 약물 치료에 거부감이 있는 것으로 나타났다.

환자들은 진통제 부작용을 실제로 겪었거나 우려하고 있었으며, 마약성 진통제에 대한 거부감이 있음에도 조사 대상자의 30%는 '마약성 진통제를 어쩔 수 없이 복용 중' 이라고 하였다.

만성통증으로 심한 우울감까지 동반

만성통증 환자들의 과반수는 짜증과 분노, 우울감, 수면 장애를 겪었으며, 특히 42%는 죽고 싶다는 생각을 해 본 적이 있고, 10명 중 1명은 이를 행동으로 옮긴 적이 있다고 응답할 정도로 극심한 고통을 겪고 있었다. 특히 2011년에 비해 심리적인 악영향이 더 커진 것으로 나타났다. 연령별로는 사회경제 활동을 활발히 하는 연령대인 40대와 50대가 심각하였다.

만성통증으로 인해 겪는 악영향으로는 짜증이나 분노 등의 성격 변화, 우울감, 수면 장애, 불안감, 죽고 싶다는 생각, 집중력과 기억력 감소, 경제활동 제한, 가족들의 불이해, 친구들의 불이해, 경제적 어려움, 극단적 시도, 실직, 가정 불화, 이혼 등이 있었다.

이처럼 만성통증을 겪는 사람들은 삶의 질이 매우 저하되며 특히 정신건강에도 악영향을 겪으므로, 전문가들은 국가적 대책이 필요하다고 하였다.

출처: 2021년 대한통증학회 통계자료

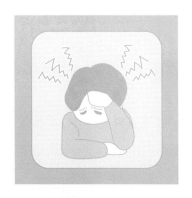

4. 기능의학과 통합적 관리로 치료할 수 있다

전체론적 · 통합적 접근이 필요

　만성질환과 만성통증은 분리된 문제가 아니라 상호 연관된 상태로 이해해야 하며, 통합적이고 다학제적 접근이 필요하다.

　만성질환과 만성통증은 서로 긴밀히 얽혀 있으며, 신체적 · 정신적 건강 모두에 영향을 미친다. 단순한 통증 제거가 아닌 환자 개개인 맞춤형의 통합적이고 근본적인 치료 접근으로 삶의 질을 높이는 데 초점을 주어야 한다.

통증 억제에만 중점을 둔 현대의학의 접근

　- 약물 치료로 통증을 줄인다.
　→ 만성질환 치료에 있어 현대의학에서 우선적으로 중점을 두는 것은 진통제, 항염 증제, 항경련제 등의 약물로 통증을 줄이는 것이다.

　- 수술로 통증을 제어한다.
　→ 신경 차단술, 척수자극기 삽입 등의 시술을 통해 통증을 제어하고 통증의 통로를 차단하는 것이다.

삶의 질 개선을 추구하는 기능의학의 접근

- 비약물 치료로 통증을 관리한다.

→ 기능의학에서는 약물 치료보다 비약물 치료를 통한 관리에 중점을 둔다. 스트레칭이나 물리치료를 통한 근력 강화, 그리고 침술이나 명상 등이 효과적이다.

- 생활습관을 개선한다.

→ 식이요법, 식단 관리, 식습관 개선, 개인의 몸 상태에 맞는 규칙적인 운동, 체중 관리, 금연과 금주 등을 통해 전반적인 생활습관을 개선하는 것이 필수적이다.

- 스트레스 관리를 통해 심리적 안정을 추구한다.

→ 만성질환과 통증을 관리하기 위해서는 심리치료, 인지행동치료와 스트레스 관리 등을 통해 정신적 관리를 함께 하는 것이 필요하다. 이를 통해 만성질환에 동반되는 우울감 등을 줄이는 등의 적극적 개입을 해야 한다.

5. 최고의 기능치유법

① 요가

만성질환에 대한 지속적인 관리와 치료에 효과적인 전통적인 요법 중 요가는 신체와 정신, 호흡을 통합적으로 다루는 수련 방식을 가리킨다. 다양한 자세와 호흡법, 명상을 통합하여 심신의 조화를 추구함으로써 만성질환으로 인한 스트레스를 완화하는 데 효과적이다.

근육과 신경의 안정, 호르몬 균형

첫째, 다양한 자세를 통해 근육의 힘을 키우고 유연성을 높여 관절과 근육 건강을 증진시킨다. 이를 통해 신체 면역 시스템을 강화하여 염증 반응을 감소시키고 만성질환의 악화를 방지한다.

둘째, 자세와 호흡, 명상을 결합한 요가 수련을 꾸준히 하면 코르티솔 등의 스트레스 호르몬을 줄이고, 긍정적 감정을 주는 세로토닌, 도파민 등의 신경전달물질 생성을 촉진하여 면역계와 호르몬 시스템을 정상화한다.

셋째, 체내 산소 공급과 자율신경계를 안정시키고 혈액 순환을 개선하며 심박수와 혈압을 안정시켜 만성 호흡기질환 및 심혈관계질환 개선에 효과적이다.

염증 감소를 통해 만성질환 개선

넷째, 꾸준한 요가는 인터루킨-10 등 항염증성 물질의 분비를 촉진하고, 염증성 사이토카인(CRP, TNF-α등)을 억제하는 효과가 있어, 관절염, 심혈관 질환, 대사증후군 등 다양한 만성 염증성 질환을 개선한다.

다섯째, 신체 이완 효과를 통해 혈압과 혈당을 안정화시켜 당뇨병과 고혈압 환자에게 도움이 된다.

여섯째, 복부를 자극하는 다양한 자세는 위장 소화 기능 촉진에 효과적이다.

이와 같이 요가는 만성질환의 관리를 돕고 생활습관을 개선하는 데 가장 효과적인 치료 요법으로 꼽힌다. 단, 꾸준하고 지속적인 수련이 필요하며, 요가 전문가의 지도 하에 자신의 건강 상태에 적합한 수련 프로그램을 선택해야 한다.

② 명상

21세기에 명상은 만성질환 치료뿐만 아니라 일반인의 스트레스 관리에 가장 효과적이고 강력한 방법으로 전 세계에서 활용되고 있다.

명상은 전통적으로 다양한 방법이 있으며, 그중에서도 마음챙김 명상(Mindfulness Meditation)이 오늘날 가장 각광 받고 있다.

1979년 매사추세츠 의과대학의 존 카밧진 교수가 만든 MBSR(Mindfulness-based stress reduction; 마음챙김에 근거한 스트레스 감소)은 미국과 전 세계의 의과대학과 의료기관 및 기업, 학교, 스포츠 분야 등에서 다양하게 활용되고 있다. 스티브 잡스, 빌 게이츠, 워런 버핏 등의 유명인들이 장기간 꾸준한 마음챙김 명상 수련을 통해 스트레스를 다스려왔다는 것이 알려지면서 일반인에게도 각광받게 되고, 미국의 대표적인 기업들에서도 직원 교육으로 활용하게 되었다.

명상은 신경생리학적 메커니즘을 활용하여 스트레스 관리 및 만성질환, 만성통증에 효과적인 것으로 알려졌다.

마음챙김 명상의 스트레스 감소 효과

마음챙김 명상은 현재 순간에 의식을 집중하며 판단 없이 자신의 생각, 감정, 신체감각을 관찰하는 방법으로서, 면역체계 강화와 만성통증 감소에 활용된다. 특히 뇌의 신경가소성을 촉진함으로써 통증과 스트레스 신호 처리를 개선한다. 마음챙김에 기반한 통증 관리를 활용하면 뇌의 편도체 과활성화를 줄임으로써 통증에 대한 부정적반응을 감소하는 데 효과적이다.

통증의 이미지를 상상하고 통증을 씻어내는 장면을 상상하는 시각화 명상(Guided Imagery)을 통해서는 긍정적 감각 경험 및 이완과 관련된 신경 회로를 활성화해 만성통증의 강도를 낮추는 데 도움을 줄 수 있다.

자율신경계 균형과 신경가소성 촉진

자신과 타인에게 긍정적인 감정을 보내는 연습을 하는 자애 명상(Loving-Kindness Meditation)은 우울과 불안을 감소시키고 옥시토신 호르몬 분비를 촉진하여 만성질환으로 인한 스트레스를 감소시킨다.

점진적 근육 이완(Progressive Muscle Relaxation, PMR)을 활용한 명상은 근육을 단계적으로 긴장시켰다가 이완시키는 의도적인 과정을 통해 근육 긴장을 완화하여 만성질환으로 인한 불안과 스트레스 반응을 조절할 수 있다.

명상과 함께 하게 되는 깊고 느리며 규칙적인 호흡법은 자율신경계 균형을 촉진하고, 체내 신소 공급을 최적화하며, 스트레스 호르몬인 코르티솔 수치를 감소시킨다. 교감신경 억제를 통해 호흡수와 심박수를 낮추고, 부교감신경 활성화를 통해 심신을 이완시킨다.

이처럼 **명상은 스트레스, 염증, 면역 불균형 등 만성질환으로 인한 신체적·심리적 증상을 완화하고 심신의 균형 회복을 촉진한다.** 단, 명상 전문가의 안내를 통해 개인의 질환에 적합한 방식을 선택하여 일상 속에서 꾸준히 지속해야 명상의 효과를 얻을 수 있다.

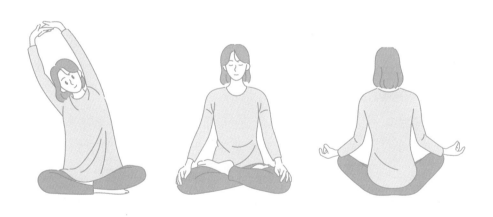

마음챙김 명상의 통증 완화 기전

명상을 통한 만성질환 및 통증 개선에 대한 연구는 국내외에서 지속적으로 수행되고 있으며 특히 미국에서 활발히 연구되고 있다. 그중 하나가 마음챙김 명상을 통한 통증 완화의 신경학적 기전을 다룬 연구(학술지 〈통증(PAIN)〉 게재, 2022)이다.

만성통증은 해외에서도 심각한 질병으로 꼽히며, 미국에서는 성인의 20% 이상이 만성통증으로 인해 영향을 받고 있다(미국 국가 건강조사, NHIS). 만성통증 치료를 위해서는 비스테로이드성 소염제(NSAIDs)나 아스피린, 아세트아미노펜, 그리고 마약성 진통제 등이 처방되지만, 최근에는 감각에 대한 분리된 관찰을 실천하는 마음챙김 명상을 만성통증 완화에 활용하고 있다.

명상이 통증을 33% 감소

2022년 연구에서 연구진은 40명의 건강한 참가자들을 모집한 후, 참가자의 오른쪽 종아리에 고통스러운 열 자극을 가한 뒤 통증 정도를 평가하도록 한 후, 이들을 두 그룹으로 나눠 각각 다른 치료 프로그램에 참여하게 했다. 첫 번째 그룹은 20분의 명상 프로그램에 4회 참여시키고, 두 번째 그룹은 오디오북을 듣게 하였다.

프로그램 종료 후 기능적 자기공명영상(fMRI) 검사를 통해 참가자들의 뇌 활동을 측정하였다. 그리고 참가자들의 오른쪽 종아리에 열 통증 자극을 가하면서, 첫 번째 그룹에게는 명상을 하도록 하고, 두 번째 그룹에게는 그냥 눈을 감고 있도록 하였다. 이후 통증 정도를 평가하도록 하자, 명상이 통증 강도를 33% 정도 낮춘다는 결과가 나왔다. fMRI 영상에서도 명상은 뇌의 여러 영역에서의 통증 처리를 감소시켰다.

명상에 의한 통증 완화는 복내측 전전두엽 피질(vmPFC)의 비활성화와 관련 있는 것으로 나타났다. vmPFC는 순간적인 감각적 경험에 대한 인식을 조절하는 뇌의 부위에 해당한다.

또한, 시상과 전두엽 간의 탈동조화(decoupling)도 명상의 통증 완화 효과와 관련 있음을 발견하였다. 시상과 전두엽 간의 연결이 과도해질 경우 만성통증이 발생할 수 있기 때문에, 명상은 이와 반대 효과를 유발함을 알 수 있다. 즉 마음챙김 명상에 기초한 치료법이 통증을 처리하는 시상과 전두엽 간의 연결을 분리하게 함으로써 통증을 완화할 수 있다는 결과가 나왔다고 하였다.

출처: 메디컬투데이, 2022.7.17

③ 침술 요법

전통 한의학 치료법인 침술(鍼術)은 침으로 신체 경혈을 자극하여 기의 흐름을 정상화시키고 신체 균형을 회복하는 치료방법이다. **기혈의 순환과 균형은 만성질환을 근본적으로 개선하는 데 효과적인 것으로 알려졌다.**

한의학의 원리에 의하면 만성질환이란 몸속의 기의 흐름이 막히거나 불균형해져 각종 증상이 나타나는 것을 일컫는다. 침술은 막힌 부분을 뚫어 기의 흐름을 원활히 하며 신체 본연의 회복력과 기능을 되살리는 원리라 할 수 있다.

현대과학 원리에 의해 밝혀진 침술 효과

2020년의 한 연구에 의하면(〈Journal of Pain Research〉 게재) 침술이 통증의 신경 경로를 차단하고 염증 반응을 줄여 만성 허리통증과 편두통의 빈도와 강도를 완화한 것으로 나타났다. 침술 요법은 중추신경계를 활성화시켜 관절염과 섬유근육통 환자의 통증을 완화하는 효과가 있는 것으로도 밝혀졌다(2022년 미국 NIH 연구).

특히 항암치료 후 면역력이 약해진 암 환자에게 침술 요법을 적용했을 때, 항암제의 부작용을 줄이고 면역 저하를 개선하는 효과가 있었다. 우리나라에서도 침술은 암치료의 보조 요법으로 활용되고 있다.

침술 요법은 부교감신경을 활성화시켜 신체 이완을 돕고 뇌파를 안정시킴으로써 불면증 환자의 수면의 질을 개선하는 효과가 있었으며, 신경전달물질을 조절하고 염증을 억제하여 우울이나 불안을 완화하는 효과가 있다는 연구 결과도 발표되었다(2023년, 〈Psychiatry Research〉 게재).

현대인의 대표적인 만성질환인 과민성대장증후군과 만성피로증후군에도 침술 요법의 유의미한 효과가 알려졌다. 침술이 위장의 혈류와 장운동을 촉진하며, 신체 에너지 흐름을 정상화시키는 작용을 하기 때문이다. 2021년의 한 연구에서는 침술 요법이 소화관의 미주신경을 자극하여 장 기능을 회복시키는 효과가 있었으며(〈World Journal of Gastroenterology〉 게재), 2022년의 한 연구에서는 침술이 만성피로 환자의 피로도를 50% 이상 낮췄다는 결과가 발표되었다.

현대의학과 침술 요법의 융합

최근에는 침술의 과학적 원리에 대해서도 많은 연구가 이루어져왔다. 침술 요법은 신경계를 자극하여 세로토닌이나 엔도르핀 등의 신경전달물질 분비를 촉진시키며, 이로 인해 자율신경계 균형을 되찾고 염증을 억제하며 면역계를 강화시킨다는 것이다.

그래서 기존에는 서로 다른 치료 원리를 추구하던 전통 침술과 현대의학이 상호보완적으로 융합하여 난치성 질환이나 만성질환의 치료에 활용되는 추세이다. 특히 현대의학의 한계인 약물 치료의 부작용을 줄이거나 완화하는 데 침술이 활용되어 환자의 건강 회복에 도움을 줄 수 있다.

또한, **침술 요법은 몸의 신경계와 면역계 균형을 촉진하여 만성질환 환자의 자가 치유력을 향상시키고, 치료 효과를 높이는 데 도움을 준다.** 개개인 맞춤 치료를 중시하는 기능의학 관점에서도, 침술은 환자 개인의 맥과 기혈의 상태를 진단하는 방식을 활용하므로 현대의학 처방의 한계를 극복하는 치료법으로 꼽는다.

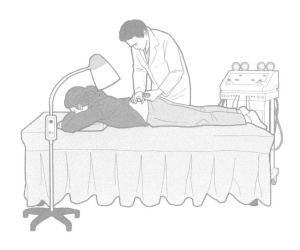

첨단 과학기술과 융합한 침술의 세계

전통 침술 요법과 첨단 과학을 접목하면 환자 맞춤형 치료를 증진시킬 수 있고, 현대의학의 한계 중 하나인 약물 치료의 부작용도 최소화할 수 있다. 이는 단기간에 치료하기 어려운 만성질환과 만성통증 치료에 광범위하게 활용할 수 있는 다각적 접근법이다.

전자 침술

전류를 침에 연결하여 전기 자극을 제공하는 방법으로, 전통적인 침술보다 더 강한 자극을 전달해 치료 효과를 강화시킨다. 신경이 손상되어 나타나는 질환이나 만성통증, 만성두통 감소에 적용한다.

레이저 침술

침 대신 저출력의 레이저를 사용하여 경혈을 자극한다. 전통 침술과 달리 통증이 없다는 장점이 있다. 만성 피부질환 치료에 적용할 수 있다.

약침 요법

침술 요법과 현대의학의 약물을 결합한 것으로, 경혈에 소량의 약물을 주입하여 치료 효과를 극대화한다. 알레르기와 같은 만성 면역질환이나 관절염 치료에 활용할 수 있다.

AI(인공지능)과 침술

AI를 활용해 환자의 개별적인 건강 데이터를 분석하여 환자 맞춤형 침술 요법을 적용할 수 있다.

④ 뜸과 부항

뜸 치료 요법은 전통 한의학 치료법 중 하나로, 주로 쑥과 같은 약초를 원료로 만든 뜸쑥(애엽)을 태워 열을 피부에 전달하는 방법이다. 또 하나의 한의학 치료법인 부항 (附缸, Cupping) 요법은 피부에 부항이라는 특수한 컵을 흡착시켜 압력을 이용해 혈액 순환을 촉진하고 독소를 배출시키는 방법이다.

혈액 순환을 개선하는 뜸 요법의 효과

1. 혈액 순환 촉진과 심혈관계질환
뜸 요법의 가장 큰 효과는 열을 직접 전달해 혈액 순환을 촉진하는 것이다. 혈액 순환의 문제로 손발이 차거나 고혈압, 저혈압 등 심혈관계 만성질환이 있는 경우 증상 완화에 도움을 줄 수 있다.

2. 내분비계 질환과 여성 질환
뜸의 열을 통해 혈류가 개선되고 신체 대사가 원활해지면 내분비계 질환인 갑상선 관련 질병 개선에 도움을 줄 수 있다. 또한, 여성의 자궁 건강을 증진하고 골반 부위의 통증을 줄이며 호르몬의 균형을 도모하여 생리통, 생리불순, 갱년기 증상 등을 완화시킨다.

3. 면역 기능 개선과 만성통증
열의 자극을 통해 면역계와 신경계를 안정시키는 것은 면역 기능을 개선시키고 통증을 경감시키는 효과가 있어, 만성피로나 불면증, 면역질환 개선에 도움을 준다.

4. 소화기계 만성질환

복부에 뜸을 뜨면 복부의 경락들을 자극하고 혈류와 장운동을 활발하게 하여, 소화불량, 위염, 변비, 복부팽만감 등 만성적인 소화기계질환들을 종합적으로 치유하는 효과가 있다.

5. 만성통증과 관절염

관절염, 근육통, 신경통, 요통 등 관절이나 근육의 염증성 질환에 뜸 치료를 적용할 경우 혈액 순환을 촉진하고 근육 긴장을 풀어 증상 개선에 효과적이다.

6. 호흡기질환과 피부질환

뜸 치료를 통해 폐 경락을 자극하면 기관지염이나 천식, 비염 같은 호흡기계 만성질환 완화를 도울 수 있다. 또한, 염증 반응을 조절하여 아토피 피부염 등 만성 피부질환 증상을 개선하는 데 도움이 된다.

이처럼 뜸 치료 요법은 만성질환의 증상을 개선하는 보조 요법으로 활용되고 있으며, 현대의학에서도 그 효과가 입증되고 있다. 단, 직접 열을 가하는 방법이기 때문에 화상이나 감염에 주의해야 한다.

독소를 배출하고 통증을 줄이는 부항 요법의 효과

부항 요법은 국소적인 압력을 사용해 혈류를 자극하는 원리를 사용하며, 만성통증 관리와 면역 기능 향상에 다양하게 활용된다.

1. 혈액 순환 촉진

뜸이 열을 활용한다면, 부항은 음압을 만들어 피부와 조직의 혈류를 자극하는 방식이라 할 수 있다. 이 압력이 혈관과 림프관의 흐름을 촉진하며 이 과정에서 각 기관의 세포에 산소와 영양분 공급이 증가하여 염증 완화를 돕는다.

2. 독소 배출 및 염증 반응 조절
국소 부위에 가하는 음압으로 인해 모세혈관에서 혈액이 일시적으로 피부 표면으로 모이면서 체내 독소 배출이 촉진된다. 독소가 배출되면 면역 기능의 균형이 촉진되고, 이 과정을 통해 신체 본연의 치유력이 향상될 수 있다.

3. 통증 완화와 신경계 균형
국소적으로 신경 자극을 함으로써 진통 효과가 유발된다. 또한, 신경계 균형을 촉진하여 체내의 천연 진통 물질인 엔도르핀 등의 분비가 활발해지면 만성통증 완화에 도움을 줄 수 있다.

뜸과 마찬가지로 부항 요법을 활용할 때도 반드시 한의학 전문가와 면밀한 상담이 필요하다. 피부에 압력을 가하는 방식이라 과한 자극을 줄 수 있으므로 출혈성 질환이 있거나 빈혈이 심할 경우에는 제한해야 한다.

⑤ 훈증 요법

훈증 요법은 특정 약재를 태워 그 증기를 이용하여 신체 부위에 훈기와 증기를 가하는 전통 치료방법이다. 주로 쑥이나 계피, 백리향, 황백, 생강 등 성질이 따뜻하거나 항염, 진정 효과가 있는 약재가 사용된다.

약재를 태울 때 나는 열과 증기를 활용하는 것이므로, 혈액 순환을 촉진하고, 호흡기와 피부를 통해 약재의 항균, 항염 효과가 직접적으로 전달되는 특징이 있다. 또한 훈증할 때 발생하는 약재의 향은 서양의 아로마테라피와 같은 원리로 심리적 스트레스 완화에 도움을 준다.

만성질환 치료에 보조 요법으로 활용되는 이유

훈증 요법은 약재의 직접적인 작용으로 염증을 억제하고 혈액 순환을 개선하며 체내 균형과 항상성을 유지하여 다양한 종류의 만성질환 증상을 줄이는 역할을 할 수 있다.

1. 염증 억제 및 독소 배출

훈증 요법에 사용하는 약재들은 그 자체로 항염, 항균 효과가 있는 약재들이다. 그래서 훈증 요법을 활용하면 즉각적인 항염 작용을 하며, 열이 가해지기 때문에 신진대사가 활성화되고 체내 노폐물과 독소 배출이 원활해진다. 아토피 피부질환, 만성 비염과 기관지염, 류마티스관절염 등 잘 낫지 않는 만성질환과 감염성질환에 훈증 요법이 두루 보조요법으로 활용된다.

2. 기혈 순환 촉진

한의학 관점에서 만성질환은 몸속의 기혈이 막히거나 불균형해져 발생하는 질병이다. 훈증 요법은 기혈과 혈류의 흐름을 원활하게 함으로써 만성질환의 근본 원인을 개선하는 원리이다. 기혈의 흐름이 원활해지면 염증이 줄고 치유력이 향상되어 위장질환, 만성피로, 두통, 냉증, 근육통, 관절염 등 다양한 만성질환 개선 효과가 있다.

3. 호흡기질환과 피부질환 개선

훈증을 하면 호흡기와 피부에 약재의 항염 성분이 직접적으로 흡수된다. 이는 호흡기와 피부 점막의 염증 완화를 도우므로, 천식, 부비동염 등의 만성 호흡기질환과 습진, 아토피 같은 만성 피부질환 완화에 효과적이다.

4. 스트레스 완화

훈증을 하는 과정에서 약재 성분이 휘발되며 향기가 발생하는데 이 향기는 신경계를 안정시키고 스트레스 호르몬 분비를 감소시키는 효과가 있다. 이를 통해 우울과 불안 완화, 불면증 개선, 신경통 완화 등에 긍정적인 영향을 미친다.

5. 면역 기능 회복

훈증으로 인한 온열 효과와 약재의 약리적 효과가 결합하면서 체내 면역기능의 균형을 돕는다. 이는 독감, 대상포진 등 면역력이 약해졌을 때 발생할 수 있는 질병들에 대한 저항성을 높여준다.

이처럼 훈증 요법은 한의학에서뿐만 현대의학에서도 질병의 보조 요법으로 다양하게 활용될 수 있다.

단, 열과 연기를 직접 접하게 되므로 특정 피부질환이나 폐질환 환자의 경우 주의해야 하며, 특정 약재에 대한 알레르기 반응이 있지 않은지 전문가의 안내와 상담을 통해 진행해야 한다.

5장

11대 만성질환과
식이요법 레시피

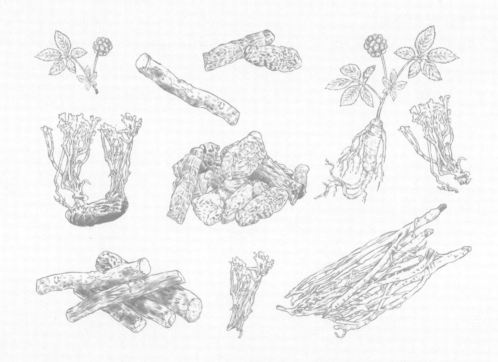

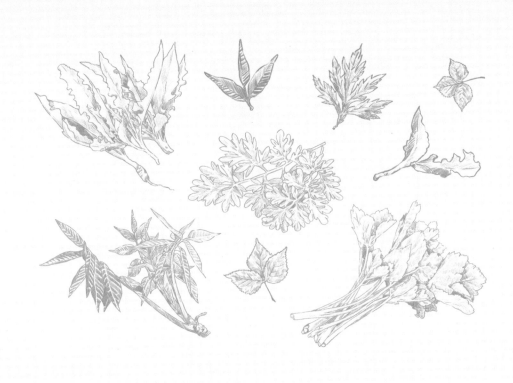

1. 당뇨—여주

현대인의 대표적인 만성질환, 당뇨병

　대표적인 만성질환 중 하나인 당뇨병은 인슐린 분비가 부족해 혈중 포도당 농도가 비정상적으로 높아지는 대사질환이다.

　당뇨병의 종류인 제1형 당뇨병과 제2형 당뇨병 중, 환자의 90% 이상이 해당되는 당뇨병은 제2형 당뇨병으로, '인슐린 저항성(insulin resistance)' 즉 혈당을 낮춰주는 인슐린의 기능이 떨어져 세포가 포도당을 효과적으로 연소하지 못하고 몸이 인슐린에 반응하지 않는 증상이 특징이다. 제1형 당뇨병은 과거에 '소아 당뇨병'이라 불리던 병으로 인슐린을 생산하지 못하여 발생하는 일종의 자가면역질환이다.

　제1형 당뇨병은 예방할 수 없는 질병이지만, 현대인을 괴롭히는 제2형 당뇨병은 고열량, 고지방 위주의 서구식 식단과 잘못된 생활습관이 원인인 경우가 많으므로, 치료에 있어서도 식단과 운동 등 생활습관을 바꾸는 것이 반드시 필요하다. 유전적 요인과 관련이 있는 질병이지만, 후천적 생활습관 요인 때문에 발병하거나 유지, 악화되는 것이 제2형 당뇨병이다.

　따라서 **당뇨병의 완화와 치료를 위해서는 식단과 식습관 변화, 적절한 운동 등 환경 요인을 변화시켜야 한다.**

당뇨병 증상

- 소변을 자주 봄
- 갈증을 자주 느낌
- 체중 감소, 혹은 과도한 식욕으로 인한 체중 증가
- 만성적인 극심한 피로감
- 당뇨 합병증: 심혈관계질환, 통증 등의 신경병증, 실명에 이르는 망막병증, 신장 기능 저하 등

당뇨병 치료에 도움 되는 식이요법

- 저열량, 저지방 식단
- 섬유질이 많은 신선한 채소, 과일
- 통곡물 형태의 탄수화물
- 수용성 섬유질 음식: 완두콩, 귀리, 당근, 사과 등
- 저지방 음식: 저지방우유 혹은 탈지우유, 호두 등
- 불포화지방산이 함유된 단백질: 연어, 고등어 등

당뇨병을 악화시키는 생활습관

- 포화지방이 많은 음식 섭취 (예: 유제품, 버터, 붉은색 고기, 지방이 많은 고기)
- 콜레스테롤과 트랜스지방산 함량이 높은 음식 섭취 (예: 냉동 가공 간식, 과자와 쿠키, 빵, 밀가루로 만든 면류, 피자 등)
- 잦은 음주
- 적은 운동량
- 체중 감량을 하지 않는 것
- 불규칙한 식사시간 및 배고플 때 폭식하는 습관
- 스트레스와 과로

당뇨 잡는 도깨비방망이 '여주'의 효능과 활용법

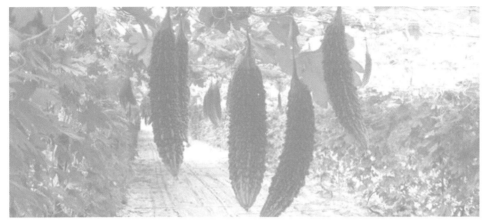

사진 출처: 농촌진흥청

　울퉁불퉁하고 길쭉한 오이처럼 생긴 '여주(bitter gourd)'는 '당뇨 잡는 도깨비방망이', '천연 인슐린'이라 불릴 정도로 당뇨, 고혈압 등의 만성질환에 유익한 식물로 알려졌다.

　동남아시아 아열대 지방이 원산지로 우리나라에서는 '쓴 오이'라고 불리며, 초록색 과실이 점차 익음에 따라 주홍색으로 바뀌고 그에 따라 영양성분도 달라진다. 여주의 효능은 전통 한의학 문헌에도 등장하는데, 《본초강목》에는 '맛은 쓰고 성질이 차가우며 독이 없다. 열을 내리고 눈을 밝게 하고 해독 효능이 있으며 열병, 눈이 충혈되고 아픈 증상에 효과가 있다'고 기록되어 있다.

여주가 당뇨에 좋은 이유

　여주에 많이 함유되어 있는 카란틴(charanitin)과 식물성 인슐린(P-insulin)은 생리활성

성분으로 인해 당뇨, 고혈압 등에 효과가 있다. 여주는 다음과 같은 당뇨병 치료 효과를 가지고 있다.

혈당 강하와 고혈압 예방 효과

- 카란틴 → 포도당 대사 촉진, 혈당 강하 효과
- 폴리펩타이드- P → 천연 인슐린으로 혈당 강하 효과
- 췌장의 베타세포 기능을 보호하여 인슐린 분비를 촉진
- 급격한 혈당 상승(혈당 스파이크) 방지
- 스테로이드 사포닌, 인슐린 유사 물질, 알칼로이드 → 혈액 내 당 축적 예방
- 모모르데신 → 혈당 강하 및 인슐린 분비 촉진, 고혈압 예방, 소화액 촉진
- 씨앗에 들어있는 공액 리놀레산(CLA) → 당뇨 억제, 체지방 분해, 콜레스테롤 감소, 항암 작용
- 칼륨, 식이섬유 → 노폐물 배출, 콜레스테롤 감소, 심혈관 질환 예방, 장운동 촉진
- 14종류의 카로티노이드 → 항산화, 항염, 항암 효과
- 레몬의 1.4배에 달하는 비타민C → 항산화 작용
- 리코펜(익은 여주에 함유) → 항염, 항암 효과
- 엽산 → 항산화 효과로 당뇨 합병증(망막병증, 심근경색) 예방

여주 활용 레시피

여주는 쓴맛을 내고 설사를 유발하는 모모르데신(Momordicin) 성분으로 인해 생으로 섭취하기 어렵다. 그래서 차로 끓여 마시거나, 열을 가하거나, 소금에 절여 먹는다. 과실이 주황색으로 익으면 달콤한 맛이 나지만 영양 가치는 떨어지기 때문에 어린 과실을 섭취한다.

조리 전에 찬 소금물에 담가 쓴맛을 중화한다. 씨를 파내고 얇게 썰어 냉동하거나 말려두면 오래 보관할 수 있다.

✅ 차로 마시기

→ 말린 여주를 물에 끓여 차로 우려 마시면 구수한 맛이 나 부담 없이 섭취할 수 있다. 소화를 촉진시켜 속을 편하게 해주고 포만감을 준다.

✅ 주스로 마시기

→ 꿀이나 레몬을 첨가하여 쓴맛을 중화시켜 섭취한다.

✅ 볶음, 조림, 전에 활용하기

→ 어린 과실을 사용해 볶음, 절임, 전, 튀김 등 다양한 요리 활용할 수 있다.

✅ 반찬으로 활용하기

→ 채 썰어 초고추장을 곁들여 먹을 수 있다. 또한 돼지고기와 궁합이 좋으므로 함께 섭취하면 좋다.

〈주의 사항〉

- 씨앗의 모모르데신 성분이 구토, 설사를 유발하므로 주의한다.
- 여주는 찬 성질을 지니고 있으므로 몸이 찬 체질인 경우 조금만 섭취하며, 임신, 수유 중인 여성의 경우 피하는 것이 좋다.
- 천연 혈당 강하 효과가 있기 때문에, 당뇨병 약물 치료 중이라면 여주 과다 섭취로 저혈당 위험이 있을 수 있으므로 적절히 조절하여 섭취한다.

2. 심혈관질환—은행잎

치명적인 합병증을 동반하는 심혈관질환

심혈관질환 혹은 심혈관계질환은 심장과 동맥에 발생하는 모든 종류의 질환을 가리키는 것으로, 우리나라에서 암 다음으로 사망 원인 2위, 미국 내 사망 원인의 40%, 전 세계적으로도 사망 원인 1위를 차지할 정도로 심각한 만성질환이다.

심혈관질환에는 다음과 같은 종류가 있다.

심부전

심장은 전신에 피를 충분히 보낼 수 있도록 펌프질을 해야 하는데 이 기능이 떨어져 발생한다.

관상동맥질환

심장동맥(관상동맥) 내부의 혈액에 침전된 찌꺼기로 인해 동맥 혈관이 좁아지는 죽상경화증으로 인해 발생한다. 심근경색과 협심증이 관상동맥질환에 해당한다.

심근경색

관상동맥이 좁아지거나 막혀 심장에 혈액이 공급되지 않아 심근이 괴사함으로써 발생하며, 흔히 심장발작으로 알려져 있다. 관상동맥 폐색 후 몇 분만 지나도 사망에 이를 수 있어 매우 위험하다.

협심증

혈전으로 인해 관상동맥 내부 지름이 좁아져 혈액 공급에 문제가 생겨 발생한다. 운동 등으로 심장에 영양분과 산소를 많이 요구될 때 좁아진 혈관으로 인해 혈액 공급이 충분히 되지 않아 가슴 통증이 나타난다.

뇌졸중

뇌혈관이 막히거나 파열되어 뇌에 혈액이 공급되지 못하여 발생한다. 뇌혈관이 막혀 발생하는 허혈성 뇌졸중과, 뇌혈관에 출혈이 발생하는 출혈성 뇌졸중이 있다.

고혈압

수축기 혈압 140mmHg 이상이거나 확장기 혈압 90mmHg 이상일 때 진단한다.

부정맥

심장근육의 수축과 이완의 리듬이 불규칙하거나 너무 빠르거나 느려 나타난다. 심장 내 전기 신호를 규칙적으로 전달하는 심장 전도계에 이상이 생겨 발생한다.

심혈관질환 치료에 유익한 생활습관과 식이요법

- 금연과 금주
- 규칙적인 운동과 체중 조절
- 명상, 요가 등 심신 이완을 통한 스트레스 관리
- 오메가-3 지방산이 함유된 음식(등푸른생선, 연어, 호두, 견과류) 섭취
- 비타민과 섬유질이 풍부한 채소와 과일 섭취
- 수용성 섬유질이 함유된 음식(완두콩, 강낭콩, 아마씨, 당근 등) 섭취
- 통곡물(현미, 퀴노아 등 도정하지 않은 곡물)
- 식물성 단백질(콩, 두부, 두유)

- 불포화지방산 함유 음식(올리브유, 아몬드, 피칸, 아보카도 등)
- 호모시스테인(심장 질환에 악영향) 수치를 낮추는 비타민B6, 비타민B12 섭취
- 혈압을 낮추고 심장 건강을 증진시키는 마그네슘

심혈관질환에 해로운 음식

- 포화지방산이 함유된 음식(버터 등)과 유제품
- 적색육, 가공육
- 트랜스지방산이 함유된 음식(과자, 쿠키, 사탕 등)과 단 음식
- 염도가 높은 음식 (짠 가공음식, 찌개나 국밥 등)
- 밀가루 음식, 튀긴 음식
- 정제한 탄수화물

은행과 은행잎 추출물의 혈액 순환 효과

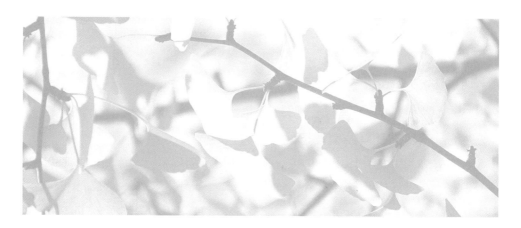

　은행잎 추출물은 혈액 순환 개선, 항산화와 항염증 등의 효능을 가지고 있어 심혈관 질환 치료 및 예방에 유용하게 활용되는 약재이다.

은행의 잎과 열매는 예로부터 약재로 주로 활용되었다. 《동의보감》에는 은행의 혈액순환 개선, 폐기능 강화 효과 등이 기록되어 있다. 현대에도 은행잎의 플라보노이드와 징코라이드 성분이 혈관을 확장하고 혈전 생성을 억제하는 효과가 알려져 심혈관 질환 완화에 사용되고 있다.

《동의보감》에 기록되어 있는 은행의 효능

- '은행은 어혈을 풀어 혈액 순환을 원활하게 한다' 고 기록되어 있다.
- 따뜻한 성질이 폐와 기관지를 보호하여 기침, 천식, 가래, 기관지염 치료에
  효과적이다.
- '정(精)을 보하고, 신장(腎)을 보호하며, 노화를 방지한다' 고 기록되어 있다.
- '습(濕)을 제거하고, 이뇨 작용을 촉진한다' 고 기록되어 있다. 즉 약해진 신장
  기능을 보하여 소변의 배출을 촉진하고 부종을 완화시키는 역할을 하는 것으로
  알려져 있다.
- 단, 은행에는 독성이 있기 때문에 과량으로 섭취하거나 생으로 섭취해서는
  안 된다.

현대의학으로 밝혀진 은행의 효과

혈액 순환 개선, 혈관 확장, 혈압 조절
→ 은행잎 추출물에는 플라보노이드, 터페노이드(징코라이드, 빌로발라이드)가 풍부하게 함유되어 있다. 터페노이드는 산화질소를 생성해 혈관을 확장하고 혈액의 전신 순환 효과를 촉진한다. 또한 징코라이드는 혈전 생성을 방지하는 작용을 한다.

이를 통해 좁아진 혈관을 확장하고 혈액의 흐름을 원활하게 만드는 데 도움을 주어 심혈관질환 예방 및 증상 개선 효과가 있다. 뇌혈류를 개선하므로 만성 두통과 어지

럼증, 치매 예방에 도움을 준다. 또한 혈관을 확장시키고 혈관 내벽을 강화하여 고혈압을 완화하는 효과가 있다.

항산화 효과

→ 은행잎에는 루틴, 카테킨, 퀘르세틴 등 플라보노이드 성분이 들어있다. 이는 활성산소를 제거하고 세포 손상을 방지하는 항산화제 역할을 하여 심혈관 조직을 보호하는 데 도움을 준다.

항염 작용

→ 은행잎 추출물은 TNF-α, IL-6 등 염증 유발 물질의 생성을 억제하는 효과가 있어 만성 염증성 질환과 동맥경화를 예방할 수 있다.

폐 기능 개선

→ 기관지 확장 및 항염 작용을 통해 천식이나 기침을 완화하는 데 도움을 준다.

은행잎 추출물 섭취 이렇게

✓ 액상 형태

- 하루 권장량을 준수하여 섭취하며 물에 희석해서 마시기도 한다.
- 뇌혈류 개선, 집중력 향상 효과가 있다.
- 공복에 섭취하면 속이 쓰릴 수 있으므로 식후에 섭취한다.

✓ 캡슐(정제) 형태

- 약국이나 건강기능식품 매장에서 구입할 수 있다.
- 하루 60~120mg(1~2알)을 물과 함께 복용한다.

- 고혈압, 동맥경화 예방, 혈액 순환 촉진에 효과적이다.

✓ 분말 형태
- 물, 요거트, 스무디 등에 1~2g 정도씩 타서 마신다.
- 혈관을 보호하고 혈류를 개선하며 항산화, 항염 효과가 있다.
- 하루 3g 이상은 섭취하지 않는다.

〈주의사항〉
- 생 은행에는 독성 성분이 있어 복통, 구토 등이 생길 수 있으므로 주의한다.
- 과다 섭취 시 혈액 응고를 방해할 수 있으므로 항응고제(아스피린, 와파린)를
  복용하는 경우 주의한다.
- 혈압약, 당뇨약을 복용하는 경우 의사와 상담 후 섭취한다.
- 은행잎 추출물은 심혈관질환으로 인해 끈끈해진 피를 묽게 하는 역할을 하기
  때문에, 잇몸이나 신체에 출혈이나 멍이 있었던 사람은 과다 섭취하지 않도록
  주의한다. 수술을 앞둔 사람도 복용을 중지해야 한다.
- 혈압을 내려주는 효과가 있어 과다 섭취하면 어지럽거나 저혈압 상태가 될 수
  있으므로 주의한다. 정제 기준 하루에 120mg 이상 섭취하지 않는다.
- 자신의 건강 상태를 고려해 저용량으로 섭취하기 시작해 적절히 조절하는
  것이 좋다.
- 임산부, 수유부, 어린이는 섭취하지 않는다.

3. 불면증—흑상추, 산조인

현대인의 고질병, 수면 장애와 불면증

잠을 제대로 못 자는 불면증은 현대인이라면 거의 누구나 경험할 정도로 흔하지만 결코 가볍지 않은 만성질환이다. 잠이 쉽게 들지 않아 뒤척이는 것, 잠이 들어도 중간에 자주 깨거나 너무 일찍 깨는 것, 잠을 자긴 해도 숙면을 취하지 못하는 것도 모두 불면증에 속한다.

한국인의 33%가 일생 동안 한 번 이상 불면증을 경험하고, 10명 중 1명은 만성적인 불면증에 시달린다고 한다. 건강보험심사평가원 통계에 의하면 불면증으로 병원을 찾은 환자가 2017년에는 51만 명이었으나 2021년에는 71만 명에 육박할 정도로 증가 추세에 있다. 미국의 경우에도 성인의 58%(미국 국립수면재단)가 일주일에 한 번 이상 불면증을 겪고 있을 정도로 심각하다.

불면증 종류
- 입면 장애: 잠들기까지 30분 이상 시간이 걸림.
- 수면 유지 장애: 자다가 중간에 자주 깸.
- 조기 각성: 중간에 깬 후 다시 잠들기 어려움.

불면증은 다른 만성질환으로 인한 합병증일 수도 있고, 불면증으로 인해 숙면을 취하지 못하는 상태가 다른 만성질환을 악화시키거나 면역력을 저하시킬 수도 있다. 우울, 불안, 긴장, 스트레스 등의 심리적 요인도 불면증을 유발하며, 지속적인 불면증이 우울, 불안을 악화시키기도 한다.

특히 면역력 저하, 고혈압, 당뇨병, 심근경색, 뇌졸중, 비만, 대사증후군 등 다양한 만성질환의 원인이 될 수 있으므로 적극적인 치료가 필요하다.

숙면을 방해하는 습관

- 모든 종류의 카페인 함유 음료(커피, 차, 에너지드링크, 특정 약품)를 자주 마시는 것
- 자기 전에 술을 먹는 습관
   → 알코올이 분해되며 각성을 시키고, 이뇨 작용으로 인해 잠에서 깨게 한다.
- 티라민(아미노산의 일종)을 함유한 음식(초콜릿, 치즈, 토마토, 베이컨이나 햄, 콩, 두유 등) 섭취
- 자기 전에 과식하거나 수분 섭취를 많이 하는 것
- 저녁을 너무 늦게 먹거나 야식하는 습관
   → 잠자리에 들기 최소 3시간 전에 식사를 마치는 것이 좋다.
- 자기 전에 과격한 운동이나 신체활동을 하는 것
- 자기 전에 침실에서 텔레비전이나 스마트폰 화면을 보는 것
- 불규칙적인 생활습관 (밤을 지새우거나 하루에 몰아서 자는 것 포함)

불면증 개선에 효과적인 음식

- 트립토판을 함유한 음식(우유, 달걀, 아몬드, 참치 등)
- 천연 안정제인 캐모마일 차, 대추차 → 긴장과 불안 완화
- 마그네슘, 칼슘, 칼륨, 비타민B군, 바이오틴이 함유된 통곡물, 엽채류
- 상추 → 숙면을 돕는 멜라토닌, 진정 효과가 있는 락투세린 함유
- 샐러리 → 불면증과 두통 완화
- 우유 → 세로토닌의 주성분인 트립토판, 칼슘이 풍부하게 함유

- 키위 → 숙면을 돕는 이노시톨, 신경계에 중요한 엽산 함유
- 바나나, 아몬드 → 숙면을 돕는 마그네슘 함유

일반 상추보다 100배 효과로 불면증 완화하는 흑상추

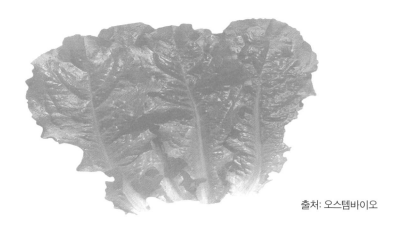

출처: 오스템바이오

상추는 락투세린 성분으로 인해 불면을 완화시키는 대표적인 식품으로 꼽힌다.

상추에는 여러 종류가 있으며 그중 흑상추(혹은 흑하랑[黑夏朗] 상추)는 국내에서 토종 상추를 개량해 만든 품종으로 건강식품으로 주목받고 있다. **수면을 돕는 락투세린 성분이 일반 상추보다 100배 이상 함유되어 있어 긴장 완화와 불면증 개선에 효과가 있는 것으로 알려졌다.**

또한 흑상추는 일반 상추보다 영양성분이 더욱 풍부하여 심혈관질환 개선, 면역력 강화 등 건강 관리에 활용하기 좋은 채소이다. 흑상추에는 다음과 같은 건강 효과가 있다.

강력한 항산화 작용

→ 안토시아닌과 베타카로틴이 풍부하여 활성산소를 제거하고 세포 손상을 예방하는 항산화 효과가 있다.

면역력 강화

→ 비타민C와 비타민 A가 풍부하게 함유되어 있어 면역력을 강화하고 감염 예방에 도움을 줄 수 있다. 흑상추에 풍부한 베타카로틴은 체내에서 비타민A로 전환되어 눈 건강과 피부 건강을 증진시킨다.

만성질환(암, 심혈관질환 등) 예방과 노화 방지

→ 흑상추에 함유된 폴리페놀과 식이섬유는 콜레스테롤 수치를 낮추고 혈액 순환을 개선하여 고혈압 및 심혈관 질환 예방에 도움을 줄 수 있다. 또한 칼륨 함량이 높아 나트륨 배출을 도우므로 혈압 조절에 도움 된다.

소화 개선 및 장 건강 증진

→ 풍부한 식이섬유는 장 운동을 촉진하여 변비 예방과 소화 기능 개선에 도움을 준다. 또한 프리바이오틱스 성분이 장내 유익균을 증식시키는 역할을 한다.

체중 관리

→ 흑상추는 저칼로리, 저탄수화물, 고식이섬유 식품으로 포만감을 주어 다이어트에 효과적이다. 체내 독소 배출을 돕고 대사 기능을 촉진하므로 체중 조절에 도움 된다.

눈 건강 보호

→ 루테인과 제아잔틴 같은 카로티노이드 성분이 함유되어 있어 시력 보호 및 황반

변성 예방에 도움 된다.

흑상추 섭취 이렇게

• **생으로 먹기** → 쌈 채소나 샐러드 재료로 활용할 수 있다.

• **겉절이로 무쳐 먹기** → 일반적인 상추 활용 방법과 동일하게 섭취할 수 있다.

• **추출물 형태의 건강기능식품으로 섭취하기** → 동결건조 분말, 환, 차 등의 다양한
  형태의 제품으로 섭취할 수 있다.

오래 전통의 천연 불면증 치료제, 산조인

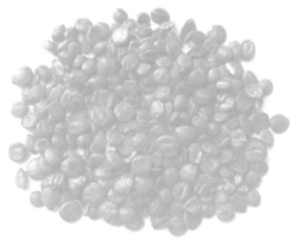

출처: 제주일보 2019.09.05

'산대추'라고도 불리는 산조인(酸棗仁)은 갈매나무과의 묏대추(멧대추)의 씨앗에서 얻는 전통적인 약재로, 예로부터 한의학에서 불면증 완화 및 신경계 안정을 위해 두루 쓰였다. 씨앗의 껍질을 제거해 가공하며, 약간 쌉쌀하고 단맛이 특징이다.

한의학 관점에서 보는 산조인의 효능

- **안신**(安神) → 심신을 안정시키고 신경을 진정시키는 효과가 있다.
- **양혈**(養血) → 혈을 보충하여 신경이 안정되도록 돕는 효과가 있다.
- **렴한**(斂汗) → 불안과 관련된 자율신경계 균형을 도와 식은땀(자한증)을 멈추게 한다.

현대의학 관점에서 보는 산조인의 효능

신경 안정 및 진정 효과

→ GABA 수용체를 활성화하여 신경을 안정시키고 긴장을 완화하는 작용이 있다. 특히 산조인의 주성분인 사포닌과 플라보노이드는 뇌의 GABA 작용을 강화하여 자연스러운 수면을 유도하는 역할을 한다.

수면 지속 시간 증가

→ 최근의 연구 결과에 따르면 산조인 추출물을 섭취한 실험군에서 수면 시간이 증가하고 깊은 수면(비렘수면) 비율이 높아지는 경향이 확인되었다. 따라서 잠들기까지 시간이 오래 걸리는 입면 장애, 중간에 자주 깨는 수면 유지 장애 증상을 겪는 사람들에게 도움을 줄 수 있다.

스트레스 및 불안 감소

→ 체내 스트레스 호르몬인 코르티솔 수치를 낮춰 스트레스로 인한 불면증을 완화하는 효과가 있다. 불안장애나 신경과민, 긴장, 초조함으로 인한 수면 장애 증상을 완화시켜준다.

심혈관 질환 완화

→ 혈압을 안정시키고 혈액 순환을 촉진하는 효과가 있다.

간 건강 보조

→ 항산화 효과가 있으며 간을 보호하고 간 기능을 개선하는 데 도움을 준다.

산조인 복용은 이렇게

- 한약으로 섭취 → 산조인이 포함된 한약(산조인탕, 귀비탕)을 처방받아 복용한다.
- 차로 마시기 → 산조인 10~15g을 물에 달여 차로 마신다.
- 분말이나 캡슐 형태의 건강기능식품으로 섭취할 수 있다.

〈주의사항〉

- 지나치게 섭취 시 졸음이 많아지거나 저혈압, 위장 장애 등의 부작용이
  있을 수 있으므로 적정량 섭취하는 것이 좋다.
- 혈압약을 복용하는 환자, 임산부의 경우 전문가와 상담 후 섭취한다.
- 한의학 전문의와 상담하여 자신의 체질에 맞게 섭취한다.

4. 비만—차전자

만성질환을 악화시키는 주범, 비만

현대인의 만성질환의 주요 원인이 되는 비만은 국내에서도 심각한 문제가 되고 있다. 질병관리청의 조사에 따르면 여러 만성질환 중에서 유병율이 가장 크게 증가하고 있는 질병이 바로 비만이다.

비만은 단순한 체중 증가나 외모의 문제가 아니라 다양한 건강 문제를 유발하는 만성질환이며, 방치할 경우 심혈관질환, 당뇨병, 관절염, 수면 무호흡증, 암 등 다양한 만성 합병증을 초래할 수 있다. 따라서 저열량·저지방·저염도의 식습관과 운동 등 생활습관의 적극적인 변화를 통해 반드시 치료해야 한다.

심혈관질환 위험 증가

→ 비만은 고혈압, 고지혈증, 동맥경화 등의 주요 원인이 되어 심근경색, 뇌졸중 등의 심각한 질환을 유발할 수 있다. 특히 복부비만은 내장지방 증가와 연관되어 심혈관질환 위험을 더욱 높인다.

당뇨병 발병 위험 증가

→ 비만은 제2형 당뇨병 발생의 가장 중요한 위험요인이다. 체내에 지방 조직이 많아지면 인슐린 저항성이 증가하고 혈당 조절이 어려워지면서 당뇨병이 발생할 가능성이 높아진다.

호르몬 불균형 및 대사질환 유발

→ 비만은 호르몬의 균형을 무너뜨려 대사증후군, 갑상선 기능저하증, 다낭성 난소증후군(PCOS) 등을 유발할 수 있다. 여성의 경우 생리불순이나 불임의 원인이 될 수도 있다.

관절질환 악화

→ 무릎, 고관절, 척추 등에 부담을 주어 퇴행성관절염(골관절염) 발생 위험을 높인다. 또한 무릎의 연골이 더 빠르게 닳아 통증이 심해지고, 이로 인해 운동을 하는 데 제한이 되는 악순환이 이어질 수 있다.

수면 무호흡증 및 호흡기질환 유발

→ 비만은 수면 무호흡증의 주요 원인으로, 산소 공급 부족을 초래하여 만성피로, 집중력 저하, 심장 건강 악화 등의 문제를 일으킨다. 또한 폐 기능 저하로 인해 천식 등의 호흡기질환이 악화될 수 있다.

암 발생 위험 증가

→ 비만은 유방암, 대장암, 간암, 췌장암, 신장암 등의 발생 위험을 높인다. 지방 조직은 염증성 사이토카인과 에스트로겐 등을 과다 분비하게 하여 암세포가 성장하기 좋은 환경을 조성할 수 있다.

정신건강 문제 유발

→ 신체적인 문제뿐만 아니라 우울증, 불안 장애, 자존감 저하 등 정신건강에도 악영향을 미칠 수 있다. 사회적 편견으로 인한 스트레스와 대인관계 문제를 겪을 가능성도 있다.

지속적 증가 추세에 있는 대한민국 비만 유병률 추이

질병관리청의 조사에 의하면 국내 비만 유병률은 계속해서 증가 추세이다. 특히 여성보다 남성의 유병률이 높고 지속적으로 크게 증가하고 있는데, 음주를 많이 하고, 앉아서 일하며, 운동을 하지 않는 남성들의 비만 위험이 높았다. 또한 남성은 30~40대, 여성은 20~30대의 비만 증가율이 높은 것으로 나타났다.

〈대한민국 비만 유병률 추이〉

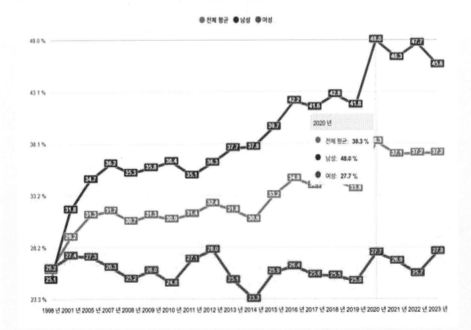

* 기준: 체질량지수가 25kg/㎡ 이상인 분율, 19세 이상

비만 진단 방법 이렇게

1. 체질량지수를 통해 진단할 때

체질량지수(BMI): 몸무게(kg)를 키의 제곱(m)으로 나눈 값

(예: 신장 170cm, 체중 70kg인 사람의 체질량지수는 24.2 (= 70 / (1.7×1.7))

→ **우리나라의 비만 기준: 성인 비만의 기준은 체질량지수 25kg/㎡ 이상이다.**

1단계 비만: 25.0~29.9kg/㎡

2단계 비만: 30.0~34.9kg/㎡

3단계 비만(고도비만): 35.0kg/㎡ 이상

2. 복부비만을 기준으로 진단할 때

허리둘레를 측정해 진단한다. 남성 90cm, 여성은 85cm 이상일 때 복부비만으로 정의한다.

→ 양발을 25~30cm 정도 벌리고 서서 숨을 편안히 내쉰 상태에서 줄자로 측정한다. 측정 위치는 옆구리에서 갈비뼈 가장 아랫부분과 골반 가장 윗부분의 중간 지점이다.

자료 출처: 질병관리청, 국민건강영양조사

식이섬유가 풍부한 전통 약재 차전자

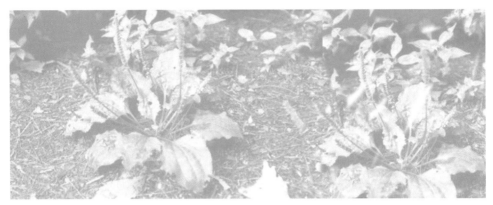

사진 출처: 문화원형 디지털콘텐츠

차전자(車前子)는 질경이의 씨앗을 일컫는 전통 한약재로, 차전자의 껍질을 말린 것을 '차전자피'라고 한다.

차전자피는 예로부터 변비 치료제로 사용되었다. 이는 차전자피의 70~80%가 수용성 식이섬유로 이루어져 있어 장의 찌꺼기를 흡착하고 장 운동을 활성화시켜 대변의 배출을 도와주기 때문이다. 차전자피는 충분한 양의 물과 섭취해야 하는데, 차전자피는 물을 흡수하면 젤 형태로 변화하며 팽창하는 성질이 있다.

이러한 작용 덕분에 오늘날에는 체중 감량 다이어트 식품으로도 활용되고 있다. 국내외 연구에서 차전자피 분말이나 보충제를 섭취하게 한 결과, 체지방과 체질량지수 감소, 복부비만 개선 효과가 나타났다.

차전자피의 다이어트 효과

배변 활동 활성화 및 변비 예방
→ 차전자피에는 수용성 식이섬유가 매우 풍부하여, 장에서 수분을 흡수해 대변의 부피를 증가시키며 장 운동을 촉진한다. 이를 통해 배변이 원활해지므로 변비를 완화 및 예방할 수 있다.

콜레스테롤 감소 및 심혈관 건강 개선
→ 차전자피는 나쁜 콜레스테롤(LDL)은 낮추고 좋은 콜레스테롤(HDL)은 유지하는 효과가 있어 피를 맑게 하고 심혈관질환을 예방 및 개선하는 효과가 있다.

식욕 억제 효과
→ 차전자피를 물과 함께 섭취하면 위장에서 부피가 커지므로 자연스러운 포만감을 느끼게 하여 식사 조절을 도와준다.

혈당 조절 및 인슐린 저항성 감소
→ 차전자피는 탄수화물의 소화 및 흡수를 늦춰 혈당이 급격하게 상승하는 것을 방지하므로 당뇨를 개선하고 예방한다.

장 건강 증진 및 독소 배출
→ 풍부한 섬유소로 인해 장내 유익균의 먹이를 제공하므로 장내 미생물 균형을 개선한다. 또한 장의 노폐물과 독소를 흡착하는 성질이 있으므로 해독 작용을 한다. 장 건강을 전반적으로 개선하여 변비나 과민성대장증후군 등의 만성질환 치료에 효과적이므로 건강한 다이어트에 도움이 된다.

면역력 증진

→ 풍부한 폴리페놀, 베타글루칸, 미네랄, 아미노산 성분이 항산화, 항염증 작용을 하여 면역력 향상에 도움을 준다.

차전자피 섭취 이렇게

☑ 주로 분말 형태의 차전자피를 물과 함께 섭취한다.

- 하루 권장량은 5~25g 정도이며, 최소 250ml 이상의 물과 섭취한다.
- 식품의약품안전처에서 인증받은 제품을 선택한다.
- 제품마다 함량과 권장 섭취량이 다를 수 있으므로 섭취 전에 먼저 확인한다.
- 주스, 요거트, 스무디 등에 첨가하여 섭취할 수 있다.
- 빵이나 면, 수제비 반죽에 차전자피 분말을 소량 첨가해 만들어 먹을 수 있다.

〈주의사항〉

- 차전자피는 장내의 수분을 흡수하는 과정에서 약효를 나타내는 약재이기 때문에
  반드시 충분한 물과 함께 섭취해야 한다.
- 다른 약물치료(혈압, 당뇨) 중인 경우 효과가 떨어지거나 부작용이 나타날 수
  있으므로 섭취를 제한하고 반드시 전문가와 상의 후 섭취한다.
- 과다 섭취할 경우 가스가 발생하거나 복부팽만감을 느낄 수 있으므로 주의한다.
- 장내 출혈이 있거나 다른 위장질환이 있는 경우 섭취하지 않는다.
- 경우에 따라 알레르기 반응이 나타날 수 있으므로 체질에 대해 전문가와 상의
  후 섭취한다.

5. 암—홍삼

한국인에게 가장 무서운 만성질환

암은 국내에서 사망률 1위를 차지하는 가장 무서운 만성질환으로 꼽힌다. 최근 의료 기술의 발달과 조기진단으로 5년 생존율도 느는 추세이긴 하나, 아직까지 암 정복의 길은 요원하며, 생존한다 하여도 삶의 질을 저하시키는 심각한 만성질환이다.

암은 세포가 정상적으로 성장, 분열의 과정을 거치지 못하고 손상된 채 종양으로 발전하거나 비정상 세포들이 군집함으로써 발생한다. 암은 전신에서 발생할 수 있으나, 어디에서 발병했는지와 전이가 얼마나 되느냐에 따라 치료 방법과 기간도 달라질 수 있다.

암은 유전적 요인도 있지만 잘못된 생활습관과 환경도 큰 원인으로 작용한다. 흡연과 음주, 스트레스, 고열량 가공 음식의 잦은 섭취 등은 암의 원인이 되는 대표적인 후천적 요인에 해당된다.

현대의학에서 암 치료는 주로 수술, 방사선, 화학 요법 등으로 이루어지나, 많은 부작용을 동반한다. 따라서 암을 예방하거나 치료하기 위해서는 건강한 생활습관과 식습관으로 환경을 완전히 바꾸어 암세포가 쉽게 발생하는 체내 환경을 만들지 않는 것이 중요하다.

암 예방과 억제에 도움이 되는 식습관

- 5가지 필수영양소를 골고루 포함한 식단
- 섬유질이 많은 신선한 채소와 과일 섭취
- 천연 항산화 식품: 토마토, 사과, 당근, 딸기, 블루베리, 브로콜리 등
- 가공 음식을 배제한 저염 자연식 식단
- 저지방 고단백 식품: 생선, 콩, 닭고기
- 정제하지 않은 통곡물

암을 유발하거나 악화하는 식습관

- 정제 탄수화물과 설탕, 액상과당이 함유된 음식: 과자, 쿠키, 사탕, 빵, 케이크 등
- 설탕이 함유된 음료: 주스, 탄산음료, 소다수
- 포화지방이 함유된 음식: 붉은색 고기, 유제품, 버터
- 카페인 음료나 간식: 커피, 차, 초콜릿
- 가공 음식, 패스트푸드, 라면 등 간편 음식
- 폭식과 야식, 불규칙한 식사습관
- 흡연, 음주
- 질산염, 아질산염이 함유된 음식: 소시지, 베이컨 등 가공육, 절임류 음식

국내 암 유병률 증가하지만 생존율도 느는 추세

한국의 암 유병률은 지속적으로 증가해왔다.

보건복지부와 중앙암등록본부(국립암센터)가 2022년 국가암등록통계(암 발생률, 암 생존율, 암 유병률 등)를 발표한 결과에 따르면, 2022년 신규 암 발생자 수는 28만 2,047명이었으며, 2022년 가장 많이 발생한 암은 갑상선암, 대장암, 폐암, 유방암, 위암, 전립선암 등의 순이었다.

최근 5년간(1918~2022) 진단받은 암 환자의 5년 상대 생존율은 72.9%로, 암환자 10명 중 7명은 5년 이상 생존하였다. 암 환자의 5년 상대생존율은 지속적으로 증가하여 2001~2005년에 진단받은 암 환자의 상대생존율(54.2%)과 비교할 때 18.7%p 높아졌다.

암환자 5년 생존율 72.9%, 전 국민의 5%가 암 유병자

2023년 1월 1일 기준 암 유병자는 258만 8,079명으로 국민 20명당 1명(전체인구 대비 5.0%) **이 암 유병자이며, 65세 이상**(암 유병자 130만 2,668명)**에서는 7명당 1명이 암 유병자였다.** 특히 2022년 기준으로 암 진단 후 5년 초과 생존한 암 환자는 전체 암 유병자의 절반 이상(61.3%)인 158만 7,013명으로 전년(147만 9,536명) 대비 10만 7,477명이 증가한 것으로 나타났다.

출처: 보건복지부

홍삼의 암 예방 및 억제 효과

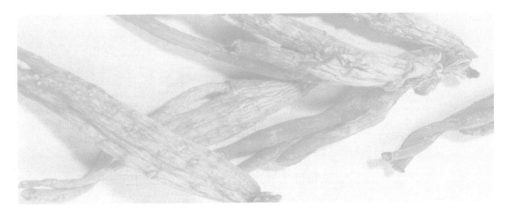

국내에서 다양한 형태의 건강기능식품으로 소비되고 있는 홍삼은 여러 가지 생리 활성 물질을 함유하고 있다. **홍삼은 항산화 작용, 면역력 강화, 염증 억제, 발암물질 보호와 억제 등의 다양한 메커니즘을 통해 암 예방에 도움을 줄 수 있다.**

홍삼의 암 예방과 관련된 다양한 연구도 국내외에서 꾸준히 진행되고 있는데, 특히 홍삼의 진세노사이드(Rg3, Rh2 등) 성분이 암세포의 성장 억제 및 자멸에 중요한 역할을 한다는 것이 밝혀졌다. 홍삼의 주요 암 예방 효과는 다음과 같다.

항산화 작용

→ 홍삼에는 진세노사이드(Ginsenoside), 폴리페놀, 사포닌 등의 항산화 성분이 풍부하게 포함되어 있다. 이 성분들은 체내 활성산소를 제거하여 세포 손상을 막고, 세포의 DNA 변이를 억제하여 암세포 발생 위험을 줄이는 데 도움을 줄 수 있다.

면역력 증진

→ 홍삼은 면역세포(NK세포, T세포, 대식세포 등)의 활성화를 촉진하여 면역력을 강화하는 효과가 있다. 이는 체내에서 발생하는 비정상적인 세포(암세포 포함)를 조기에 제거하는 데 중요한 역할을 한다.

암세포 성장 억제

→ 홍삼의 진세노사이드는 암세포의 성장과 증식을 억제하고, 자멸사(Apoptosis, 세포 자멸사)를 유도하는 것으로 나타났다. 특히 폐암, 위암, 간암, 대장암, 유방암 등 다양한 암종에서 항암 효과가 보고되고 있다.

체내 염증 억제 효과

→ 만성 염증은 암 발생의 주요 원인 중 하나로 꼽힌다. 홍삼에는 염증을 조절하는 사이토카인(cytokine) 및 염증 매개물질(NF-κB, COX-2 등)의 발현을 억제하여 암 발생을 예방하는 데 이로울 수 있다.

발암물질로부터 보호

→ 홍삼은 다양한 발암물질로부터 DNA 손상을 막고, 해독 효소(CYP450, GST 등)를 활성화하여 발암물질의 독성을 줄이는 작용을 할 수 있다.

홍삼 섭취 요령 이렇게

홍삼이 함유된 건강기능식품은 국내에서 가장 인기 있는 건강식품의 하나로 꼽힌다. 홍삼 관련 식품은 가공 방식과 형태에 따라 다양한 유형이 있다.

✓ 농축액(엑기스) 형태

→ 홍삼을 고온에서 장시간 추출하여 농축한 액상 형태의 제품이다. 홍삼의 주요 유효 성분인 진세노사이드 성분을 고농도로 함유하고 있다. 직접 섭취하거나 물에 희석하여 마실 수 있다.

✓ 분말을 캡슐에 담은 형태

→ 홍삼을 건조한 후 미세한 분말 형태로 가공하여 캡슐에 넣어 제조한다. 휴대와 섭취가 간편한 장점이 있다. 흡수율이 높고, 홍삼의 맛이 부담스러운 사람에게 적합하다.

절편 형태

→ 홍삼을 일정한 두께로 절단하여 꿀이나 첨가물을 가미하여 만든다. 씹어서 섭취할 수 있으며, 원형에 가까운 홍삼의 형태를 유지하고 있다.

차 형태

→ 홍삼을 분쇄한 후 티백 형태로 가공한 제품이다. 차로 우려 마실 수 있어 간편하다는 장점이 있다.

캔디나 젤리 형태

→ 홍삼을 캔디나 젤리 같은 가공식품으로 제조한 것으로, 섭취가 용이하다는 장점이 있다. 단, 홍삼 함량은 다른 형태의 제품보다 낮을 수 있다.

정이나 환 형태

→ 홍삼 농축액이나 분말을 압축하여 만든다. 일정량을 규칙적으로 섭취할 수 있다는 장점이 있다.

〈홍삼 건강기능식품 선택할 때 유의사항〉

핵심 성분의 함량을 반드시 확인한다.

→ 홍삼의 주요 유효 성분은 진세노사이드인데, 제품마다 함량이 다를 수 있다. 따

라서 제품의 기능성 표시(예 : '진세노사이드 Rg1+Rb1+Rg3 합 3mg/g 이상')를 확인 한다. 원료, 가공 방식 등을 확인하고 유효 성분 함량이 낮은 제품은 선택하지 않는 것이 좋다.

건강기능식품 인증 여부를 확인한다.

→ 식품의약품안전처의 건강기능식품 마크가 있는지 확인한다. 일반 홍삼 식품과 건강기능식품은 기능성 인증 여부에서 차이가 있다.

첨가물 성분을 확인한다.

→ 제품에 따라 홍삼 유효 성분 외에도 감미료, 보존제, 색소 등이 포함된 제품이 있을 수 있으므로 성분표를 반드시 확인한다. 당뇨병 등 혈당 관리나 체중 조절이 필요한 사람의 경우 설탕이나 올리고당의 함량이 높은 제품은 오히려 도움이 되지 않을 수 있다.

치료제가 아니다.

→ 홍삼 제품은 건강기능식품으로 활용할 수 있으나 암을 단독으로 치료할 수 있는 치료제인 것은 아니다. 암을 예방하거나 억제하기 위해서는 운동, 식이요법, 영양 섭취 등 전반적인 생활습관과 식습관 자체를 변화시키는 것이 반드시 필요하다.

개인의 체질과 건강 상태를 고려한다.

→ 고혈압이나 당뇨 등 만성질환이 있는 경우, 혈압을 상승시킬 가능성이 있는 성분이 포함되어 있는지, 당류가 함유되어 있는지를 반드시 확인한다. 체질에 따라 홍삼이 맞지 않을 수 있으므로 전문가와 상의 후 섭취한다.

- 면역력을 향상시키고 싶을 때 : 진세노사이드 함량이 높은 농축액이나 캡슐 형태가 좋다.

- 고혈압, 당뇨병 환자: 저당이나 무가당 제품, 정제 형태의 제품이 좋다.
- 위장이 약하거나 노년층: 부드러운 절편이나 정, 환 형태가 좋다.
- 어린이: 어린이 전용 제품, 젤리 형태나 저농도의 액상 형태 제품이 좋다.

홍삼의 항암 효과에 대한 연구 트렌드

홍삼의 암 예방 및 항암 효과에 대한 연구는 여러 논문과 실험을 통해 입증되고 있다. 대표적인 사례들은 다음과 같다.

위암 예방

〈사례〉 2000년대 초 서울대 연구팀에서 홍삼 섭취가 위암 발생률을 낮추는 효과를 분석한 연구가 진행되었다. 홍삼을 정기적으로 섭취한 그룹에서 위암 발생 위험이 감소한 것으로 나타났다.

→ 홍삼의 항산화 성분(진세노사이드, 폴리페놀 등)이 위 점막을 보호하고, 위암을 유발하는 헬리코박터 파일로리의 증식을 억제하는 효과가 있는 것으로 보고되었다.

폐암 억제

〈사례〉 한국과학기술연구원(KIST) 연구진이 폐암 세포에 대한 홍삼의 항암 효과를 연구한 바 있다. 실험에서 홍삼 성분이 폐암 세포의 성장 억제 및 세포 자멸사(Apoptosis)를 촉진하는 효과를 보였다.

→ 홍삼의 진세노사이드 Rg3 성분이 폐암 세포의 증식을 막고 자멸사를 유도하여 암 발생

을 억제하는 기전을 확인하였다.

대장암 예방

〈사례〉 고려대 연구팀이 대장암 동물 모델을 대상으로 실험을 진행한 결과, 홍삼 추출물을 투여한 그룹에서 대장암 종양 크기가 감소하고 암세포 증식이 억제되는 결과가 확인되었다.

→ 홍삼은 대장 내 염증 반응을 억제하고 암세포의 증식을 감소시켜 대장암 예방에 긍정적인 영향을 미칠 수 있다.

유방암 세포 억제

〈사례〉 2017년 경희대 연구진이 유방암 세포에 대한 홍삼의 효과를 연구한 결과, 홍삼의 특정 성분이 에스트로겐 수용체(ER) 양성 유방암 세포의 성장을 억제하는 것으로 나타났다.

→ 홍삼이 호르몬 관련 암(유방암, 전립선암 등)의 성장 경로를 차단할 가능성이 있으며, 유방암 예방 및 치료 보조제로 활용될 가능성이 제시되었다.

간암 발생 위험 저하

〈사례〉 서울아산병원 연구팀이 간암 발생 위험을 낮추는 홍삼의 효과를 분석한 결과, 홍삼 성분이 간암 세포의 성장 억제 및 항산화 효과를 나타냈다.

→ 홍삼이 간세포의 산화 스트레스를 낮추어 간암 발생을 억제할 가능성이 있음을 확인하였다.

6. 눈질환—블루베리

삶의 질을 저하시키는 만성 안질환

안과 관련 만성질환은 한 번 발병하면 일상생활의 삶의 질을 현저히 저하시키고 신체적, 심리적 스트레스를 가중시킨다. 눈과 시력에 영향을 미치는 대표적인 만성질환에는 다음과 같은 것들이 있다

녹내장
→ 시신경이 손상되어 시야가 점점 좁아지는 질환
원인: 안압 상승, 혈류 장애, 유전적 요인
증상: 초기에는 증상이 없지만, 진행되면서 주변 시야가 점점 좁아진다(터널 시야)
치료: 약물(점안제), 레이저 치료, 수술 등

백내장
→ 수정체가 혼탁해지면서 시야가 흐려지는 질환
원인: 노화, 자외선 노출, 당뇨병, 스테로이드 약물 사용
증상: 흐릿한 시야, 빛 번짐(눈부심), 색상 변화 인식 저하
치료: 수술(혼탁해진 수정체를 인공 수정체로 교체)

황반변성

→ 황반(망막 중심부)이 손상되어 중심 시야가 흐려지는 질환

원인: 노화, 흡연, 유전, 고혈압

증상: 중심 시야 흐림, 사물 왜곡(직선이 휘어 보임)

치료: 주사 치료(항혈관내피세포 성장인자, Anti-VEGF), 레이저 치료

당뇨 망막병증

→ 당뇨병으로 인해 망막의 혈관이 손상되는 질환

원인: 장기간 높은 혈당수치 지속

증상: 시야 흐림, 검은 점(비문증), 실명 위험

치료: 혈당 조절, 레이저 치료, 유리체 절제술

안구건조증

→ 눈물이 부족하거나 증발이 빨라 눈이 건조해지는 질환

원인: 장시간 모니터 사용, 노화, 콘택트렌즈 착용, 환경 요인(건조한 공기, 미세먼지)

증상: 눈 따가움, 이물감, 충혈, 흐린 시야

치료: 인공눈물, 온찜질, 오메가-3 섭취, 환경 조절(가습기 사용 등)

근시퇴행성질환

→ 고도 근시로 인해 망막이 얇아지고 변성이 생기는 질환

원인: 심한 근시

증상: 시력 저하, 망막 박리 위험 증가

치료: 정기적인 안과 검진, 레이저 치료

눈 건강 관리에 좋은 영양성분, 루테인과 히알루론산

루테인(Lutein)이란?

- 항산화물질인 카로티노이드 중 잔토필(xanthophylls)의 한 종류로, 눈의 황반(망막 중심부), 수정체, 피부, 뇌, 척추 조직, 심장에 집중되어 있는 성분이다.
- 자외선을 흡수하여 시력을 보호하고 활성산소를 환원시키는 역할을 하며 비타민 A의 전구체로 작용한다.
- 청색광 차단 기능: 스마트폰, 컴퓨터 등 디지털 기기의 화면에서 나오는 청색광(블루라이트)을 흡수해 망막 손상을 줄여준다.
- 눈의 활성산소를 제거하여 세포 손상을 방지하고 눈의 피로를 완화한다.
- 황반변성 예방: 눈의 황반 색소 밀도를 유지하여 노화로 인한 시력 저하 및 황반변성을 예방한다.
- 체내에서 합성되지 않기 때문에 음식 섭취를 통해 보충해야 한다.
  → 루테인이 함유된 식품: 시금치, 케일, 브로콜리, 달걀 노른자, 당근 등

히알루론산(Hyaluronic Acid)이란?

- 동물 등의 피부에 존재하는 생체 합성 천연물질 중 하나로, 수분을 강력하게 끌어당기는 성질을 가지고 있다.
- 눈의 눈물막을 보호하여 눈물의 증발을 막고 눈을 촉촉하게 유지하여 안구건조증 완화에 도움 된다.
- 각막 보호: 눈의 표면을 매끄럽게 유지해 외부 자극으로부터 각막을 보호한다.
- 눈 수술 후 회복을 촉진한다.
- 점안액(인공눈물)에 포함되어 있다.

→ 히알루론산이 함유되어 있는 식품: 닭발, 돼지 껍데기, 해조류, 닭벼슬

루테인과 히알루론산, 어떤 차이가 있을까?

- **루테인: 황반 보호 기능** → 청색광 차단, 황반변성 예방
- **히알루론산: 수분 보충 및 유지** → 안구건조증 완화, 각막 보호

⇨ 루테인은 망막과 시력 보호, 히알루론산은 눈의 보습과 건조증 완화 기능을 하므로 함께 섭취하면 눈 관리에 효과적이다.

블루베리의 눈 건강 효과

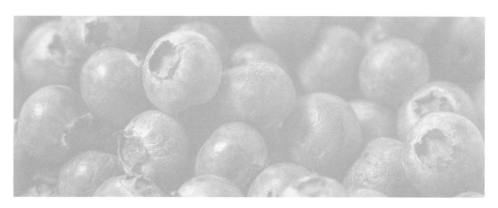

블루베리는 강력한 항산화 작용을 하는 안토시아닌(Anthocyanin) **성분이 풍부하여 전 세계적으로 건강 과일로 각광 받고 있다.** 블루베리의 효능에는 다음과 같은 것들이 있다.

항산화 효과
→ 안토시아닌과 비타민C, E가 활성산소를 제거하여 노화 방지 및 세포 손상을

예방한다.

심혈관 건강 개선
→ 혈압을 낮추고 혈액 순환을 원활하게 하며, LDL(나쁜 콜레스테롤)을 감소시키는
　효과가 있다.

뇌 건강 및 기억력 향상
→ 연구에 따르면 블루베리는 장기간 섭취 시 인지 기능을 향상시키고 알츠하이머
　예방에 도움을 줄 수 있다.

면역력 강화
→ 비타민C, K 및 다양한 항산화 성분이 면역 체계를 강화한다.

혈당 조절
→ 혈당 수치를 조절하는 데 도움을 주어 당뇨 예방 및 관리에 유익한 과일이다.

소화 건강 증진
→ 식이섬유가 풍부하여 장 건강을 개선하고 변비 예방에 효과적이다.

블루베리가 눈 건강에 좋은 이유

블루베리의 항산화 작용은 특히 눈 건강, 시력 보호 및 눈의 피로감 완화에 중요한 역할을 한다. 현대인은 스마트폰 등 디지털 기기 사용으로 눈이 늘 혹사되는 경향이 있으므로 평소 블루베리를 꾸준히 섭취하면 도움이 된다.

시력 보호 효과

→ 블루베리의 안토시아닌은 눈의 모세혈관을 보호하고 망막 세포를 건강하게
유지하여 야맹증 예방과 눈 피로 완화에 도움을 준다.

황반변성 및 백내장 예방

→ 블루베리는 황반변성(AMD)과 백내장 발생 위험을 줄이는 효과가 있으며,
루테인과 제아잔틴 같은 성분이 눈의 산화 스트레스를 줄여 시력을 보호한다.

안구건조증 및 피로 개선

→ 장시간 스마트폰이나 컴퓨터를 사용하는 사람들에게 눈의 피로를 완화하는
데 도움이 된다.

눈의 혈류 개선

→ 망막으로 가는 혈류를 원활하게 해 시력 저하를 예방하는 역할을 한다.

블루베리 섭취 방법

- 생으로 먹기
- 생과일이나 냉동 블루베리를 스무디나 요거트에 첨가하여 먹기
- 말린 블루베리로 먹기
- 블루베리 주스로 먹기
- 블루베리 하루 권장 섭취량: 1일에 약 30~50g (1/2컵 정도)

7. 전립선질환—호박씨유

남성을 괴롭히는 대표적인 만성질환

전립선 질환은 남성들의 건강을 해치는 대표적인 질환으로, 만성 전립선염과 만성 전립선비대증(BPH, 양성 전립선 비대증)의 두 가지 종류로 나눌 수 있다.

만성 전립선염
→ 전립선에 만성적인 염증이 발생하는 질환으로, 원인과 증상에 따라 다음과 같이 분류할 수 있다.

① 만성 세균성 전립선염
원인: 특정 세균에 감염되어 발생한다.
증상: 회음부 통증, 배뇨 곤란, 반복적인 요로 감염 등
치료: 항생제 치료

② 만성 비세균성 전립선염 / 만성 골반통증후군
원인: 정확한 원인이 불분명하며, 자가면역질환, 신경근육 이상, 스트레스 등의 영향으로 발생할 수 있다.
증상: 회음부 통증, 배뇨 장애, 성 기능 저하 등
치료: 항염증제, 근육이완제, 생활습관 개선

③ 무증상 염증성 전립선염

원인: 원인이 불분명하며, 건강검진 중 발견되는 경우가 많다.

증상: 특별한 자각 증상이 없다.

전립선비대증

→ 나이가 듦에 따라 노화에 의해 발생하는 질환으로, 60대 남성의 60% 이상, 70~80대 남성의 80% 이상이 이 질환으로 고통받는다. 특히 소변을 볼 때 불편하거나 잔뇨감이 있거나 소변의 줄기가 약해져 일상생활의 질이 저하되고, 악화될 경우 요도감염이나 혈뇨를 일으킬 수도 있다.

원인: 전립선 조직이 비대해져 요도를 압박하면서 발생한다.

증상: 배뇨 장애(소변 줄기가 약함, 잔뇨감, 야간 빈뇨), 방광 기능 저하

치료: 약물 치료(알파 차단제, 5-알파 환원효소 억제제 등), 생활습관 개선, 경요도 전립선 절제술, 레이저 치료

전립선 건강에 유익한 성분과 식품

아연: 항산화 작용을 하여 전립선 건강에 필수적이다.

→ 아연이 풍부한 음식: 호박씨, 해산물, 통곡물, 해바라기씨

리코펜: 전립선의 암세포 발생을 줄이고, 전립선 세포 성장을 억제하여 비대증을 막아준다.

→ 리코펜이 풍부한 음식: 잘 익은 토마토

전립선 건강에 해로운 식품

술

→ 술은 전립선을 충혈시켜 전립선 기능을 떨어뜨리고 비대증을 악화시키는 작용을 한다. 전립선 질환을 앓고 있거나 전립선 건강을 유지하고자 한다면 가장 먼저 술을 끊어야 한다.

카페인

→ 이뇨 작용으로 소변 양을 증가시켜 전립선에 무리를 준다.

항히스타민제

→ 감기약 등에 포함되어 있는 항히스타민 성분은 요도를 수축시켜 전립선비대증 증상을 악화시키고, 소변을 보기 어렵게 만들어 급기야 신장으로 소변이 역류하게 할 위험도 있다.

소팔메토, 전립선 질환에 효과 있다 VS 없다?

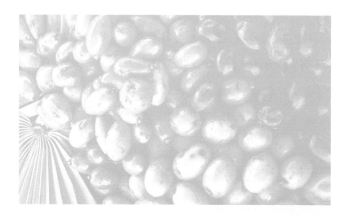

사진 출처: 세계 약용식물 백과사전

최근 **소팔메토**(Saw palmetto; 북미 남동부 해안과 서인도제도에 서식하는 '톱 아자나무' 열매의 추출물)**가** 전립선비대증 등 전립선 질환에 효과가 있다고 하여 중년 남성들의 건강기능식품으로 큰 인기를 얻고 있다.

소팔메토는 미국 원주민들이 오래전부터 천연 강장제 및 비뇨기질환 치료제로 활용한 것으로 알려졌다. 현대에도 소팔메토가 전립선비대증을 완화시키는 작용을 하는 것으로 알려지면서 세계적으로도 인기를 끌게 되었다.

전립선 건강에 이롭지만 전립선비대증 치료제는 아니다

국내의 경우 식품의약품안전처에서는 소팔메토 추출물로 만든 제품에 대해 전립선 건강 유지에 대한 효능과 효과를 인정하였다. 그러나 많은 전문가들은 소팔메토가 전립선질환 및 전립선비대증 치료제인 것처럼 오인해서는 안 된다고 강조하고 있다.

식약처에서 소팔메토 추출물이 '전립선 세포의 증식 속도를 둔화시켜 전립선 건강 유지에 도움을 줄 수 있는 성분'으로 허가하긴 하였으나, 한국보건의료연구원에 의하면 '소팔메토가 전립선 비대증 증상을 완화한다는 결론을 뒷받침할 만한 과학적 근거는 없다'고 밝혔다. 또한 건강기능식품으로서의 소팔메토 제품에는 다양한 다른 성분들이 포함되어 있으므로 개인에 따라 부작용이 있거나 호르몬 수치에 안 좋은 영향을 끼칠 수도 있다고 하였다.

따라서 **건강기능식품으로서 적절히 복용하되 치료 대체제로 오용해서는 안 되며, 전문가에 의한 적절한 치료를 진행해야 한다.** 또한 금주와 운동 등 생활습관 개선을 통해 전립선 건강을 유지하기 위한 노력을 반드시 동반해야 한다.

전립선 건강을 개선하고 탈모를 예방하는 호박씨유

호박씨유(Pumpkin Seed Oil)는 완전히 익은 호박에서 얻은 호박씨를 말린 후 구워 압착하여 만든 오일로, 오래 전부터 동유럽 각지의 특산품으로 각광받았다. 주로 샐러드 드레싱이나 디저트, 채소볶음 음식 등에 활용되어 왔으며, 비타민A와 비타민C, 불포화지방산과 레시틴 성분으로 인해 다양한 건강 효능을 가지고 있다.

심장 건강 개선
→ 오메가-6 지방산(리놀레산)과 오메가-9 지방산(올레산)이 풍부하여 혈액 순환을 개선하고, LDL(나쁜 콜레스테롤) 수치를 낮춰주므로 심혈관질환 예방과 개선에 좋다.

항산화 효과
→ 비타민E, 카로티노이드, 폴리페놀 등 강력한 항산화 성분이 포함되어 있어 세포 손상을 방지한다.

면역력 강화

→ 아연, 마그네슘, 셀레늄 등 각종 미네랄이 풍부하여 면역 기능을 강화하고 감염 예방에 도움을 준다.

혈당 조절

→ 혈당 수치를 조절하는 데 도움이 되는 성분들을 포함하고 있어 당뇨 예방 및 관리에 도움 된다.

피부 건강 및 탈모 예방

→ 필수 지방산과 비타민E가 피부 보습과 탄력 유지에 도움을 주며, 모발 성장 촉진에도 긍정적인 영향을 준다.

호박씨유가 전립선 건강에 이로운 이유

높은 아연 함량

→ 아연은 전립선 건강을 유지하는 데 필수적인 미네랄이다. 전립선 조직에는 아연이 다량 함유되어 있기 때문에 충분한 아연 섭취가 전립선 기능을 보호하는 데 중요하다. **아연 함량이 높은 호박씨유는 천연 아연 공급원이라 할 수 있으며, 전립선 염증 완화 및 기능 개선에 도움을 줄 수 있다.**

전립선 비대증 완화 성분 함유

→ 호박씨유에는 β-시토스테롤(Beta-Sitosterol)이라는 식물성 성분이 포함되어 있는데, 이는 전립선비대증의 증상을 완화하는 데 도움을 주는 성분으로 꼽힌다. 연구에 따르면 **호박씨유를 꾸준히 섭취한 경우 배뇨 장애 개선과 비대해진 전립선 크기 감소에**

긍정적인 영향을 미친다고 보고되었다.

호르몬 균형
→ 호박씨유는 전립선 비대와 탈모를 유발하는 원인으로 작용하는 디하이드로테스토스테론(DHT)의 생성을 억제하는 역할을 한다.

항염 작용
→ 호박씨유에 포함된 리놀레산과 올레산은 강력한 항염 효과가 있어 전립선 질환의 염증을 감소시키는 데 도움을 줄 수 있다. 특히 크로아티아 연구에서 호박씨유가 전립선 건강을 보호하는 데 유익하다는 결과가 나온 바 있다.

호박씨유 섭취 이렇게

✓ 하루에 1~2 티스푼만 섭취
→ 호박씨유는 고열량이기 때문에 하루에 1~2 티스푼 정도만 섭취하는 것이 적당하다.
- 샐러드 드레싱으로 사용한다.
- 아이스크림, 스무디, 요거트에 시럽이나 토핑처럼 추가하여 섭취한다.
- 빵이나 토스트 위에 시럽처럼 뿌려 먹는다.

8. 피부질환—스피룰리나, 콜라겐

환경요인으로 인해 더욱 심각해지는 만성 피부질환

　만성 피부질환은 유전 요인, 환경 요인, 면역계 이상 등의 문제들이 복잡적으로 작용하여 나타난다. 환경오염과 공해, 음식에 광범위하게 첨가되어 있는 식품첨가물, 침대나 소파의 집먼지 진드기 등은 만성 피부질환의 원인 중 환경 요인에 해당한다.

　현대의학에서 만성 피부질환 치료는 주로 항히스타민제, 스테로이드제, 면역억제제, 자외선 치료 등을 활용하지만, 음식과 환경을 바꾸고 면역 시스템을 정상화시키는 근본적인 치료 과정이 반드시 필요하다.

아토피 피부염

　→ 주로 얼굴, 팔꿈치 안쪽이나 무릎 뒤쪽 등, 살이 접히는 부위에 심한 가려움과 붉은 발진 등 염증을 동반한다. 피부가 건조해지고 각질이 많이 생기다 심해지면 피부가 두꺼워지고 색소 침착도 발생한다. 유아기, 소아기에 발병하여 만성적으로 재발하거나 악화를 반복하며, 천식이나 비염을 동반하기도 한다.

건선

　→ 주로 두피, 팔꿈치, 무릎, 허리 등에 두껍고 은백색 각질이 덮인 붉은 발진을 특징으로 하며 가려움과 통증을 동반한다. 심한 경우 건선성 관절염을 동반하기도 한다.

지루성 피부염

→ 두피나 가슴, 얼굴 부위에 피지선이 많은 곳에 기름진 비늘과 발진이 생긴다. 두피의 경우 비듬이 많이 생기고 두꺼운 각질이 형성되며, 가렵고 따가운 증상을 동반한다. 덥고 습한 계절이거나 심리적 스트레스와 피로감이 심할 때 증상이 심해지는 경향이 있다.

만성 두드러기

→ 증상: 심한 가려움을 동반하고 붉게 부어오른 발진이 6주 이상 지속되며, 온도의 변화나 마찰, 스트레스, 특정 음식 섭취에 의해 악화되기도 한다.

주사 (Rosacea)

→ 얼굴의 볼, 코, 이마 등이 쉽게 홍조를 띠고 혈관이 확장되어 구진이나 농포가 발생한다. 스트레스나 온도 변화, 햇빛, 음주, 자극적인 음식 등에 의해 쉽게 악화된다.

한포진

→ 손바닥, 발바닥에 작은 물집이 발생하며 가려움과 통증을 동반한다. 땀을 많이 흘리거나 스트레스가 심할 때 더 악화된다.

홍반성 루푸스 (Lupus Erythematosus, LE)

→ 얼굴, 특히 코와 볼 주변에 나비 모양의 붉은 발진이 생기며, 햇빛에 노출될 때 발진이 더 악화된다. 만성 형태는 피부에만 증상이 나타나지만, 전신 형태(SLE)는 관절염이나 장기 손상을 동반하기도 한다.

편평태선 (lichen planus)

→ 손목이나 발목, 허벅지 안쪽 등에 평평하고 단단한 모양의 자색을 띠는 작은 발

진이 생기며, 심한 가려움을 동반한다. 구강 점막에 발생하기도 한다.

만성 피부질환 치유를 위한 식습관

- 섬유질이 풍부한 신선한 채소와 과일
- 불용성 섬유질 식품: 귀리, 현미 등 통곡물, 콜리플라워, 뿌리채소
- 염증을 줄이는 오메가-3 함유 식품: 송어, 연어, 참치 등의 생선, 아마씨
- 면역력을 높이는 비타민C 식품 및 건강보조제

만성 피부질환을 악화시키는 최악의 식품

- 맵고 자극적인 음식
- 음주, 흡연
- 자극적인 향신료가 함유된 음식 : 고추, 고춧가루, 후추, 커리 등
- 카페인 음료
- 개인별 체질이나 알레르기 여부에 따라 피부질환을 악화시키는 식품: 밀가루, 유제품, 달걀흰자, 땅콩 등
- 각종 가공식품에 포함된 식품첨가물, 향료, 액상과당

피부질환 개선에 좋은 스피룰리나와 콜라겐

① 피부에 좋은 수퍼푸드 스피룰리나

스피룰리나(Spirulina)는 열대지방의 알칼리성 호수에서 자생하는 지구에서 가장 오

래된 해조류의 일종이다. 청록색을 띠며 다양한 영양분이 많이 함유되어 있어 수퍼푸드로 불린다. 특히 다음과 같은 기능은 피부 건강 회복에 근본적인 도움을 준다.

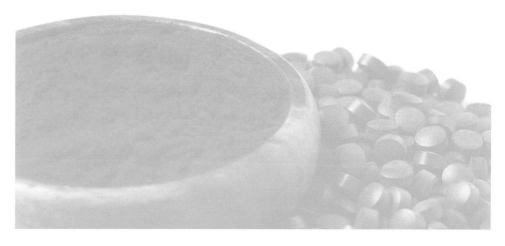

풍부한 영양소

→ 스피룰리나에는 단백질 함량이 60~70%에 달하며, 필수아미노산 9종을 모두 포함하고 있다. 비타민 B군(B1, B2, B3, B6, B9) 및 비타민 A, E, K, 철분, 칼슘, 마그네슘, 칼륨 등 미네랄도 풍부하게 함유되어 있다. 단백질과 식이섬유를 포함한 다양한 성분이 풍부해 영양적으로 우수하고 먹었을 때 포만감을 주며 지방 대사를 촉진하여 다이어트할 때 섭취하면 도움이 된다.

항산화 및 항염 효과

→ 스피룰리나의 피코시아닌(Phycocyanin) 성분은 활성산소를 제거하여 세포 손상을 방지하고 염증을 줄이는 데 도움을 준다.

면역력 증진

→ 면역세포(자연 살해 세포, 대식세포)의 활성을 높여 면역력을 증진하고 바이러스나 세균 감염을 예방하는 효과가 있다.

심혈관 건강 개선

→ LDL(나쁜 콜레스테롤) 수치를 낮추고, HDL(좋은 콜레스테롤) 수치를 증가하여 혈압 조절 및 동맥경화 예방 효과가 있는 것으로 알려졌다.

혈당 조절 및 당뇨 예방

→ 인슐린 감수성을 향상시켜 혈당 수치를 안정화하므로 제2형 당뇨병 환자의 혈당 조절에 도움을 줄 수 있다.

해독 및 간 보호

→ 스피룰리나는 중금속 해독(특히 납, 비소, 카드뮴 등) 기능이 있어 체내 축적된 환경 독소를 배출하는 데 도움을 주며, 간 손상을 예방하고 간 기능 향상에 기여한다.

장 건강 개선

→ 유익균 성장을 촉진하여 장내 미생물 균형을 유지하여 소화기와 장 건강을 증진하고 변비를 완화하는 작용을 한다.

스피룰리나 섭취는 이렇게

⊘ 가루, 알약, 캡슐 등 다양한 형태의 건강기능식품으로 섭취할 수 있다. 스무디나 요거트, 샐러드 등에 다양하게 활용할 수 있다.

⊘ 권장 섭취량과 주의사항 : 하루 3~5g 정도가 권장 섭취량이며 개개인의 건강 상태에 따라 조절한다. 단, 요오드나 해조류에 알레르기가 있는 사람은 주의해야 하며, 자가면역질환 환자는 면역 과민 반응을 일으킬 가능성이 있어 전문가 상담이 필요하다. 특히 혈액 희석제(와파린 등)를 복용 중인 경우에는 주의가 필요하다.

② 피부 건강의 대명사 콜라겐

콜라겐은 인체와 동물의 피부, 연골, 뼈, 근육 등에 존재하는 단백질의 일종으로, 인체 단백질의 약 30%를 차지한다. 콜라겐은 피부의 탄력, 보습, 재생을 돕는 성분으로서 피부 건강의 대명사로 꼽히고 있다.

피부 탄력

→ 콜라겐은 피부의 진피층을 구성하는 주요 성분으로 피부를 탄탄하게 유지하는 역할을 하지만, 나이가 들면서 콜라겐 생성이 감소함에 따라 피부가 처지고 주름이 생기게 된다. 즉 피부 노화의 주요 원인은 콜라겐 감소이므로, 콜라겐을 보충하면 피부 세포 재생이 촉진되어 주름이 심해지는 것을 완화하는 데 도움을 준다.

피부 보습

→ 콜라겐은 히알루론산과 함께 피부 속 수분을 유지하는 역할을 하는 성분으로, 피부 건조 및 거칠어짐을 방지하여 촉촉하고 건강한 피부를 유지하는 데 도움을 준다.

피부 재생

→ 콜라겐은 상처를 치유하는 과정에서 새로운 세포를 형성하고 피부 장벽을 강화하는 역할을 한다. 햇빛, 염증 등으로 손상된 피부의 재생에 도움이 된다.

피부 염증 완화

→ 콜라겐은 염증을 줄이고 손상된 피부 조직을 회복하는 기능을 하며 피부 보호막을 형성하므로 염증이 생긴 피부나 민감한 피부를 보호하는 데 도움을 준다.

콜라겐 섭취 요령 이렇게

음식으로 섭취하기

→ 콜라겐을 함유한 식품을 섭취하는 것으로 다음과 같은 종류가 있다.

- 동물성 콜라겐: 닭 껍질, 돼지 껍질, 소의 힘줄, 사골국, 생선 껍질
- 식물성 콜라겐 합성을 촉진하는 식품: 콩류, 베리류, 토마토, 오렌지, 당근

콜라겐 보충제(펩타이드)로 섭취하기

- 가수분해 콜라겐(콜라겐 펩타이드): 분자가 작아 흡수율이 높다.
- 저분자 피쉬 콜라겐: 어류에서 추출한 콜라겐으로 흡수율이 높다.

비타민C와 함께 섭취하기

→ 비타민C는 콜라겐 합성을 촉진하므로, 비타민C가 함유된 오렌지, 레몬, 키위 등의 식품과 섭취하는 것이 효과적이다.

콜라겐이 함유된 화장품 사용하기

→ 콜라겐이 함유된 크림이나 세럼을 바르면 피부 보습에 도움을 줄 수 있지만, 콜라겐 분자가 커서 피부 깊숙이 흡수되기는 어려운 한계가 있다. 따라서 콜라겐 합성을 촉진하는 성분(레티놀, 펩타이드, 히알루론산 등)이 포함된 제품을 사용하는 것이 좋다.

효과적인 콜라겐 섭취 Tip

- 하루 권장량: 2,500~10,000mg (개인별 건강상태에 따라 조절한다)
- 흡수율이 높은 형태(예: 저분자 콜라겐 펩타이드)를 선택한다.
- 단기간에 효과를 보려 하기보다 최소 8주 이상 꾸준히 섭취하고 음식 조절,
  환경 변화, 적절한 운동 등을 병행하는 것이 좋다.
- 설탕, 과당이 많이 포함된 식품(예: 콜라겐 음료수)은 득보다 실이 더 크다.

9. 노화─황기

누구도 피할 수 없는 노화

노화(aging)는 시간이 지남에 따라 신체의 구조적·기능적 변화가 축적되는 자연스러운 과정이다. 이는 세포, 조직, 기관 단위에서 점진적으로 기능이 저하되는 생리적 현상으로 누구나 노화를 피할 수 없으나, 환경 요인과 생활습관 등에 의해 매우 큰 영향을 받는다.

신체적 노화

→ 피부의 노화(주름, 탄력 저하, 색소 침착 등), 근육 및 뼈의 노화(근육량 감소, 골밀도 감소로 인한 골다공증 증가 등), 심혈관 기능 저하(혈관 탄력 감소로 고혈압 및 동맥경화 위험 증가), 호르몬 변화(남성의 테스토스테론 감소, 여성의 폐경), 면역력 저하, 시청각 기능 저하(난청, 백내장 발생 가능성 증가) 등이 노화로 인한 신체증상이다.

인지적 노화

→ 인지 기능의 저하로 기억력 감퇴, 학습 속도 저하, 주의집중력 감소가 나타나며 치매 등 신경퇴행성질환 위험이 증가한다.

정신적 노화

→ 사회적 요인, 가족 요인, 환경 요인, 호르몬 변화에 의해 정서 불안정이나 우울

감, 고독감이 증가할 수 있고 스트레스에 대한 적응력도 감소할 수 있다.

최근 건강 트렌드 '저속노화' 해법은?

최근에는 '저속노화(slow aging)' 라 하여 일반적인 노화보다 더 천천히 진행되는 노화 과정에 대한 관심이 높아지고 있다.

저속노화는 신체 및 인지 기능의 저하 속도, 즉 노화가 느리게 진행되는 것으로, 단순히 수명을 늘리는 것이 아니라 나이가 들어서도 건강하고 활력 있는 삶을 유지하는 데 초점을 두고 있다.

저속노화를 위해서는 생활습관, 환경 요인을 건강하게 바꾸고, 심신의 질병을 예방하기 위해 꾸준히 관리할 필요가 있다.

건강한 식습관으로의 변화
→ 육류와 가공식품, 단당류 식품, 술 담배를 줄이고, 양질의 건강한 단백질과 저지방 위주의 식단을 유지한다. 다양한 항산화 식품(베리류, 녹황색 채소, 견과류 등)을 매일 꾸준히 섭취한다.

규칙적인 운동 지속
→ 자신의 몸 상태에 맞는 근력운동으로 근육 감소를 방지하고, 유산소운동으로 심혈관 건강을 유지하는 것이 모두 필요하다. 매일 스트레칭 등으로 관절의 건강과 유연성을 유지하는 것이 필수적이다.

충분한 수면과 스트레스 관리
→ 하루 7~9시간 숙면을 취하며, 명상이나 호흡법, 다양한 취미활동, 사회적 활동과

새로운 학습 활동 등으로 스트레스를 해소하고 사회적 고립감을 줄인다.

건강검진과 질병의 조기 발견

→ 만성질환의 예방과 악화 방지를 위해서는 주기적으로 건강검진을 하여 질병의 진행이나 발생을 조기에 발견하고 관리해야 한다.

강력한 자양강장제 황기의 노화 방지 효능

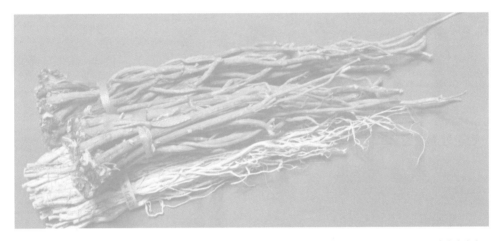

사진 출처: 한국향토문화전자대전

황기는 한방에서 2000년 이상 오랫동안 사용되어 온 콩과의 약용식물로, 뿌리를 말려 약재로 사용한다. **면역력 증진과 피로 회복에 뛰어난 효능을 가지고 있어 자연에서 얻을 수 있는 강력한 자양강장제이자 면역강화제로 꼽히며, 꾸준히 섭취하면 건강 유지와 관리, 노화 예방에 도움이 될 수 있다.**

면역력 강화

→ 면역세포를 활성화하고 항바이러스 작용을 도와 감기 및 각종 감염병 예방에 효과적이다. 연구에 따르면 황기가 백혈구의 기능을 강화하여 면역반응을 촉진하는 것으로 나타났다.

만성피로 완화 및 기력 회복

→ 황기는 에너지를 보충하고 원기를 회복하는 데 도움을 주고, 만성피로나 무기력감을 해소하는 데 효과적이다. 체력 증진, 기력 회복이 필요한 사람들에게 유익하다.

항산화 효과 및 노화 방지

→ 황기에는 강력한 항산화 물질이 포함되어 있어 세포 손상을 막고 노화 속도를 늦추는 효과가 있다. 항산화 작용으로 인해 피부 노화를 줄이는 데도 도움 된다. 황기의 사이클로아스트라제놀 성분이 수명을 연장하는 효과가 있다는 연구 결과도 있다.

혈당 조절

→ 혈당을 안정적으로 유지하는 데 도움을 주어 당뇨병 예방과 관리에 도움을 준다. 중국에서는 황기 주사제를 제2형 당뇨병 치료에 사용하기도 한다.

심혈관 건강 증진

→ 혈압을 안정시키고 혈액 순환을 원활하게 하여 심장 건강을 증진하며, 콜레스테롤 수치를 조절한다.

항염 작용

→ 염증을 줄이는 효과가 있어 관절염 등 노화에 따른 염증성 질환 완화에 도움이 된다. 위장 면역력 약화로 발생하는 위염, 장염 등의 소화기 염증에도 긍정적인 영향

을 미친다.

신장 보호

→ 신장의 기능을 강화하여 노폐물 배출을 원활하게 하고 각종 신장 질환 예방에 도움을 준다.

항암 효과

→ 일부 연구에서 황기가 암세포의 성장을 억제하고 항암 치료 후 면역력 저하를 예방하는 데 도움이 될 수 있다는 보고가 있다.

✓ 황기 섭취 방법과 주의사항

- 차로 끓여 마시기: 황기 10~20g을 물에 넣고 끓여서 차처럼 마신다.
- 탕, 죽 등의 요리 재료로 활용: 삼계탕 등 다양한 요리에 넣어 활용한다.
- 주의사항: 저혈압이나 면역질환을 앓고 있는 경우 과다 섭취 시 부작용이 발생할 수 있으므로 전문의와 상의 후 섭취한다.

10. 호흡기, 폐 건강―부아메라

파푸아 원주민들의 놀라운 건강 비결은?

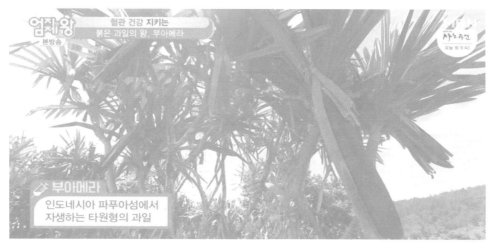

출처: MBN

뉴기니 섬 중북부에 위치한 파푸아 주의 주도 자야푸라(Jayapura)에도 시가지가 형성되고 대학을 비롯한 현대적인 기관들이 생기게 되었다. 그런데 20세기 말, 이곳 자야푸라의 공립대학인 센드라와시(Cendrawasih)대학(UNCEN)의 부디(Budi) 박사가 지역 원주민들의 생태에 대해 조사하던 중, 와메나(Wamena) 지역의 원주민들이 유독 건강하고 질병에 잘 걸리지 않는다는 것을 발견했다. 이 지역 원주민들은 문명의 영향을 받기 전부터도 현대식 병원이나 약의 도움 없이 건강하고 적응력이 강한 것으로 잘 알려져 있었다. 그들은 다른 부족들보다 체력이 강하고, 심장병이나 고혈압, 암 등의 질병도 적게 걸렸다.

과연 그들은 무엇을 먹고 어떤 생활을 하기에 열대 정글의 거친 환경에서 병에 걸리지 않고 잘 살 수 있었는지를 알아보자.

'기적의 열매' 부아메라 열풍

교수들과 학자들은 지구상의 다른 어느 곳에서도 발견된 적이 없는 이 열매의 성분에 대해 연구하게 된다.

연구 끝에 놀라운 사실이 알려지게 되는데, 이 열매의 영양학적 가치가 엄청나다는 것이었다. **오메가3, 6, 9는 물론이고 비타민, 베타카로틴, 베타크립토잔틴 같은 항산화성분의 함량이 다른 과일들과 비교가 안 될 정도로 많이 들어있었다. 특히 베타크립토잔틴의 함유량이 대단히 높았는데, 이 성분은 천연 항산화제이자 항암제로 알려진 물질이다.**

문제는 이 열매의 저장성이 좋지 못해, 따자마자 신선할 때 바로 먹지 않으면 금방 상한다는 단점이 있었다. 그래서 이 열매의 천연 성분을 추출해 제품으로 만들 필요가 있었다. 그래서 개발하게 된 것이 부아메라 오일이다.

그 후 2002년 부아메라 열매 추출물로 오일을 만들어 암과 당뇨병 등 난치성 질병들의 대체의약품으로 개발하게 된다. 인도네시아 본토는 물론이고 서구권 국가들에 '기적의 열매'로 알려지기 시작한 것이다.

그 이후로 세계가 주목하는 부아메라 열풍이 불기 시작했다. 부아메라의 주요성분은 베타크립토잔틴, 베타카로틴, 토코페롤, 식물성 오메가-3, 6, 9, 비타민, 칼슘, 플라보노이드로 등이 있다. 천연 항산화제이자 천연 항염증제와도 같은 베타카로틴과 베타크립토잔틴 성분은 다른 어떤 식물보다도 풍부하게 함유되어 있다.

이로 인해 폐암, 폐질환, 기관지염 등 각종 호흡기질환과 염증성질환, 면역질환, 당뇨성질환, 골다공증 등에 효과가 탁월한 것으로 알려졌다.

부아메라의 효과성은 무엇인가?

폐암과 폐질환 개선, 강력한 폐암 예방 효과

폐암은 증상 자각을 잘 하지 못해 암세포가 전이가 많이 되고 난 후에야 뒤늦게 발견하는 경우가 많다. 생존율은 30% 대로 낮은 데 비해 사망률은 암 중에서 가장 높아 매우 위험하고 치명적인 암에 속한다. 오염된 공기와 미세먼지로 인해 크고 작은 호흡기질환에 시달리는 현대인이 부아메라에 주목하는 이유는 바로 부아메라에 베타크립토잔틴 함량이 다른 과일보다 월등히 많다는 점이었다. 미국 USDA 데이터베이스 기준 오렌지의 76배, 귤의 22배, 파파야의 15배, 땅콩호박의 2.5배 이상의 베타크립토잔틴이 들어있어 전 세계의 식물성 식품 중에서 압도적으로 1위를 차지한 것이다.

베타크립토잔틴은 베타카로틴과 더불어 강력한 항산화 작용을 하여 각종 염증성질환 예방과 완화에 도움이 되는 영양소로서 특히 폐암, 기관지염, 호흡기질환에 효과적인 것으로 알려졌다. 적정량을 꾸준히 섭취했을 때 폐암의 발병을 감소시키고, 기관지와 폐의 염증을 줄이며, 폐렴 예방과 치료에서 유익한 효능이 있는 것으로 알려졌다.

암 예방 및 세포 기능 활성화

부아메라에 들어있는 항산화성분들은 암을 예방하고 이미 생긴 암세포 증식을 억제하는 데 있어 실제로 효과가 증명된 주요 성분들이다.

이 성분들은 세포 내에 산소를 공급하고 유해산소는 억제하며, 세포막을 튼튼하게 유지하여 세포의 정상적인 구조가 파괴되는 것을 막는 작용을 한다. 세포가 건강해야 우리 몸 전체의 신진대사가 활성화되고, 반대로 세포가 제 기능을 유지하지 못하면 신진대사 기능이 떨어져 각종 질병에 취약한 체내 환경이 된다.

따라서 **이미 암에 걸린 환자는 물론이고, 자신이 암에 걸릴 리 없다고 확신하는 사람 일지라도 세포 기능을 건강하게 유지하고 신진대사를 활성화시키기 위해서는 평소 항산화물질을 충분히 섭취할 필요가 있다.** 이는 천연식품 섭취를 통해서만 보충할 수 있기 때문이다.

암세포가 퍼지는 속도를 늦추거나 암 예방을 하고자 하는 사람이라면 누구나 부아메라 섭취를 통해 치료 및 예방 효과를 볼 수 있다.

염증 방지 및 감소

염증이란 우리 몸의 안팎에 외상이나 세균 혹은 바이러스 감염으로 인해 손상이 발생했을 때 해당 부위를 복구시키고 세균으로부터 몸을 지키기 위해 우리 몸이 싸우는 과정을 일컫는다.

파푸아 지역에서 부아메라를 오랫동안 섭취하고 살아온 부족들을 연구한 부디 (Budi)박사는 이 부족민들이 체력이 강하고 질병에 잘 걸리지 않을 뿐만 아니라, 염증과 관련된 질환에 걸렸을 때 부아메라를 약용으로 섭취하는 풍습이 있다는 것을 알게 되었다.

이후 실제로 성분 분석을 한 결과 부아메라의 독특한 항산화성분들이 염증 감소 효과를 낸다는 것이 밝혀졌다. 동물 및 인간을 대상으로 한 임상실험에서 피부와 체내의 염증을 감소시키는 유의미한 변화가 나타났다. 부아메라를 꾸준히 섭취한 사람들의 체외 염증 감소 및 체내 만성염증 감소 효과를 증명한 연구 결과들은 지금도 꾸준히 주목받고 있다.

눈 건강에 도움

부아메라에 많이 함유되어 있는 베타카로틴 성분은 대표적인 항산화성분 중 하나이다. 베타카로틴은 주로 녹황색 채소와 과일, 그리고 해조류에 많이 함유되어 있다. 이러한 음식을 꾸준히 섭취하면 베타카로틴 성분이 체내 유해산소의 작용을 방지하여 정상세포를 보호하는 역할을 하는데, 베타카로틴의 항산화작용은 눈의 건강에도 필수적인 것으로 알려졌다. 부아메라에는 이 베타카로틴이 블랙베리의 335배, 브로콜리의 119배, 호박의 13.9배, 당근의 5.2배 함유되어 있을 정도로 높다.

부아메라에 함유되어 있는 불포화지방산, 특히 오메가-3 역시 눈 건강에 필수적인 영양소이다. 이는 세포막과 세포지질을 구성하는 성분으로, 눈을 비롯한 체내 모든 기관의 세포막을 건강하고 튼튼하게 유지하기 위해 꼭 필요하다. 이 원리로 인해 피부 탄력을 유지시키고 피부 장벽을 세포 단위부터 지켜준다.

당뇨 및 심혈관질환 예방

부아메라에서 추출한 오일에 풍부하게 들어 있는 베타크립토잔틴 성분은 혈중 독소와 지방을 제거하고 혈관을 깨끗하게 정화하는 역할을 하여 '혈관 청소제', '혈액 정화제'로 불린다. 이는 콜레스테롤 수치를 낮추고 유지하는 데 강력한 효능이 있다. 부아메라의 항염 효과는 혈관에도 작용해 심장병과 심혈관질환을 예방하고 병의 악화를 늦추는 데 효과적이다.

따라서 평소 꾸준히 부아메라 오일을 섭취하면 중장년기와 노년기의 당뇨, 대사질환, 심장질환 위험을 낮추고 혈관 건강 증진 효과를 보이며 혈중 독소와 지방을 깨끗이 청소할 수 있다.

뇌질환 예방 및 두뇌 기능 유지

두뇌의 기능과 뇌질환 예방에도 항산화성분은 매우 중요한 역할을 한다. 뇌세포가 정상적으로 유지되고 뇌혈관이 깨끗해야 하기 때문이다. 항산화성분과 필수지방산은 체내 유해산소를 억제하고 혈관을 청소하여 막히지 않게 한다.

이를 통해 세포가 노화되는 속도를 늦추고 세포를 재생산하는 데 도움을 주기 때문에 일반적으로 두뇌의 기능을 유지하고 전두엽의 인지기능 퇴화를 막으며 각종 뇌 관련 질병을 예방하는 데 효과적인 것으로 알려져 있다.

탈모 예방 및 피부 건강 유지

부아메라의 비타민A 및 프로비타민A 성분은 탈모 및 두피 건강 유지 및 개선, 머리카락 재생, 모발 성장 촉진, 두피와 모발에 수분 보충, 모낭 감염 억제 및 감소, 손상된 모발 복구의 효과가 있다.

부아메라, 어떻게 먹나?

생으로도, 익혀서도 먹지만 열매는 금방 상한다.

파푸아 원주민들은 부아메라를 생으로 먹거나 잎에 싸서 쪄먹거나 오일을 착즙해서 민간 요법의 약용으로 섭취했다. 과일로 먹을 때는 씨를 제거하고 과육 부분을 먹었으며, 식재료로 먹을 때는 즙을 짜서 주식에 뿌려 먹었다. 씨에서 짜낸 오일은 주로 피부와 눈의 염증 치료나 체력 증진을 위해 먹었다고 한다.

그러나 부아메라는 나무에서 수확한 후 이틀만 지나도 곰팡이가 피고 썩기 시작해 신선도가 매우 중요하다. 따라서 수확 직후의 신선한 열매를 잘 가공하고 산패 없이 보관하는 기술력이 반드시 필요하다.

적당한 섭취량은?

성분과 함량을 확인하고 권장량만 섭취한다.

항산화물질인 베타크립토잔틴은 식품으로만 얻을 수 있는데 부아메라 오일의 경우 하루 권장량 10g 이상은 섭취하지 않는 것이 좋다. 캡슐 형태의 제품 선택 시 건강기능식품 기준 및 일일섭취량 기준을 충족했는지를 확인하면 되며, 캡슐의 경우 일반적인 건강기능식품처럼 하루 1회 1캡슐을 물과 함께 섭취한다.

섭취 시 주의사항은?

알레르기 체질은 의사와 상의한다.

첫째, 권장 섭취량을 준수한다. 일반적으로 오일 형태의 식품은 권장량보다 많이 섭취할 경우 소화가 잘 안 되거나, 고칼로리를 섭취하게 될 수 있으므로 필요 이상 섭취하는 것은 주의해야 한다.

둘째, 오일 형태의 식품을 과다 섭취할 경우 간이나 신장에 무리가 갈 수 있으므로 권장량만 섭취한다. 평소 간이나 신장에 질병이 있던 분들은 성분 확인 후 의사와 상의 후 섭취한다.

셋째, 해산물이나 갑각류 알레르기가 있는 경우 주의해야 한다. 그러나 오일 캡슐의 경우 권장 섭취량을 지키면 큰 문제가 되지는 않는다.

어떤 제품을 선택해야 하나?

성분과 포장, 제조 공정을 꼼꼼히 따져보고 선택한다.

부아메라는 부패가 잘 되는 원료 과일의 특성상 현지에서 신선한 열매를 잘 가공해 산패되지 않도록 만들어야 한다. 공장의 상태와 공정에 따라 품질이 크게 좌우가 되므로 잘 확인하고 섭취하도록 한다. 안전한 오일 추출 방식을 사용했는지도 확인할 수 있다.

캡슐은 식물성 연질 캡슐이 소화도 잘되고 온도, 습도 변화에 강하다. 또 개별포장이 되어 있어야 오염과 산패를 방지할 수 있고, 산소나 열에 노출되어도 변질되지 않는다.

가공시 이산화규소, 스테아린산 마그네슘, HPMC(식품첨가물의 하나), 카르복시메틸셀룰로스(식품첨가물의 하나), 합성향료, 합성착색료, 감미료가 없는 제품이 부아메라 오일 원재료의 효능을 그대로 경험할 수 있다.

11. 관절염—우슬, 당귀

만성통증의 주요 원인인 관절염

관절염은 관절에 염증이 생겨 통증, 부기 등의 증상을 유발하는 모든 종류의 질환을 가리킨다. 주로 관절 통증, 관절의 부기, 아침에 특히 더 심해지는 뻣뻣함(강직), 운동 범위의 제한, 염증으로 인해 관절에 열감이 생기고 붉어지는 발적 증상 등이 나타난다. 단일 질환이 아니라 100가지 이상의 다양한 유형이 있으며, 원인과 진행 과정도 각각 다르고, 치료법도 원인에 따라 달라진다.

치료법에는 약물 치료, 운동 요법, 식이 조절, 물리 치료 등이 포함될 수 있으며, 조기진단을 통해 적절한 치료를 받는 것이 중요하다.

퇴행성관절염 (골관절염, Osteoarthritis)

→ 가장 흔한 형태의 관절염으로 노화, 관절의 반복적인 사용, 외상 등에 의해 연골이 서서히 닳아 없어지면서 뼈끼리 마찰이 일어나 통증과 뻣뻣함이 발생한다. 무릎, 엉덩이, 손, 척추 등에 자주 발생한다.

류마티스관절염 (Rheumatoid Arthritis, RA)

→ 자가면역질환의 일종으로, 면역체계가 자신의 관절을 공격하여 염증과 손상을 초래하여 발생한다. 주로 손과 발의 작은 관절부터 시작하여 전신 관절로 확산될 수 있으며, 피로감, 체중 감소, 발열 등의 전신 증상을 동반한다.

통풍성관절염 (Gouty Arthritis, 통풍)

→ 요산 결정이 관절에 축적되어 염증을 일으키는 질환으로, 주로 엄지발가락 관절에서 발생하며 극심한 통증, 발적, 부종을 유발한다. 퓨린이 많은 음식(육류, 해산물, 술 등)의 섭취와 관련이 있는 것으로 알려졌다.

강직성척추염 (Ankylosing Spondylitis, AS)

→ 자가면역질환의 일종으로, 척추와 골반 관절에 만성 염증이 생겨 뻣뻣함과 통증을 유발하는 질환이며 심할 경우 척추가 굳어져 움직이기 어려워질 수 있다. 주로 젊은 남성에게 많이 발생한다.

건선성관절염 (Psoriatic Arthritis, PsA)

→ 피부질환인 건선으로 인해 발생하는 관절염으로, 손가락, 발가락 관절을 비롯해 척추에도 영향을 미칠 수 있다. 손톱 변화, 관절부종, 피로 등의 증상을 동반한다.

관절염에 해로운 식품

→ 관절염은 기본적으로 염증과 관련된 질환이므로, 염증을 유발하거나 악화시키는 식품을 피하는 것이 중요하다. 류마티스관절염이나 통풍성관절염과 같은 염증성 질환은 식습관 조절에 큰 영향을 받는다.

① 염증 유발 식품

→ 체내 염증 반응을 촉진하고 체중 증가로 관절에 부담을 준다.
- 설탕 및 정제 탄수화물: 과자, 탄산음료, 케이크, 아이스크림, 흰 빵, 흰 쌀 등
- 가공식품 및 패스트푸드 : 소시지, 햄, 핫도그, 인스턴트식품, 감자튀김, 피자 등
- 포화지방 및 트랜스지방 함유 식품 : 기름진 육류(삼겹살, 소고기 지방 부위),

튀긴 음식, 마가린, 팜유

- 오메가-6 지방산 과다 섭취: 헤바라기씨유, 옥수수유, 대두유, 가공식품에 많이 포함

② 특정 관절염을 악화시키는 식품

통풍에 해로운 음식

- 퓨린이 많은 식품: 내장류(간, 신장, 곱창), 붉은 육류(소고기, 돼지고기),

  해산물(조개류, 멸치, 새우)
- 알코올: 맥주, 소주, 양주는 요산 수치를 높여 통풍 발작을 유발한다.
- 과당 음료 : 액상과당이 많은 탄산음료, 에너지음료도 요산 수치를 증가시킨다.

류마티스관절염에 해로운 음식

- 유제품: 일부 연구에서 우유, 치즈 등 유제품이 염증 반응을 촉진한다고 보고되었다.
- 글루텐 함유 식품: 밀, 보리, 호밀 등에 포함된 글루텐이 염증을 유발할 수 있다.
- 가지과 식품: 가지, 감자, 토마토, 고추 등이 일부 환자에서 염증을 악화시킬 수 있다.

관절염 예방을 위한 올바른 식습관

• 신선한 채소와 과일: 항산화 효과

• 등푸른생선(연어, 고등어) : 오메가-3 지방산의 염증 완화 효과

• 견과류(호두, 아몬드): 항염 효과

• 올리브오일: 건강한 지방 섭취

• 가공식품 대신 자연식 섭취: 염증 감소 효과

• 충분한 수분 섭취: 수분 부족시 관절의 윤활 작용이 감소하여 통증이 심해질 수

  있다. 하루 1.5L 이상의 물을 자주 마신다.

• 규칙적인 식사시간과 소식하는 습관 : 과식과 폭식을 하면 소화 과정에서 체내 염증

반응이 증가하며, 불규칙한 식사는 혈당을 불안정하게 만들어 염증 반응을 촉진한다.

관절염 완화와 예방에 효과적인 우슬과 당귀

1 관절염 자연 치료제 우슬

사진 출처:한국민족문화대백과

우슬은 비름과에 속하는 여러해살이 식물인 쇠무릎의 뿌리를 가리키는 전통적인 한방 약재로, 줄기 마디의 모양이 소의 무릎(牛膝) 형상을 띤다 하여 우슬이라는 이름이 붙었다고 전해진다. **사포닌과 폴리페놀 칼슘이 다량 함유되어 있고 진통과 이뇨, 혈압 강하 작용 등이 있어 생리통 등 부인과 질환에도 사용되며 특히 관절염 치료제나 보조제로 많이 쓰인다.**

항염 및 진통 효과
→ 강력한 항염증 효과로 염증을 줄이고 통증을 완화하는 데 도움이 된다. 관절의

196

부기와 통증을 경감시킨다.

혈액 순환 촉진
→ 어혈을 제거하고 혈액 순환을 개선해 관절에 영양 공급을 원활하게 하므로 회복력에 도움이 된다.

강력한 항산화 작용
→ 관절염을 악화시키는 활성산소를 제거하고 조직의 손상을 방지하는 데 기여한다.

관절 유연성 증진
→ 경직된 관절을 풀어주는 작용을 하며 연골 재생을 돕는다.

우슬 섭취 방법
- 한방에서는 우슬을 사용해 관절염에 우슬탕(牛膝湯)을, 혈압질환에 평간강압탕(平肝降壓湯)을 사용한다.
- 말린 뿌리를 끓는 물에 우려 차로 섭취할 수 있다. 진액에서 추출한 즙의 형태로 된 제품도 있다.
- 자궁 수축 작용이 있으므로 임산부는 섭취하지 않는다.

② 항염과 진통 효과가 있는 당귀

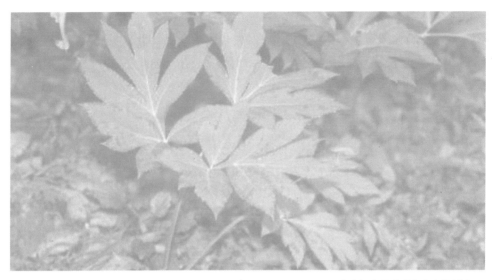

사진 출처: 문화원형 디지털콘텐츠

당귀(當歸)는 전통 한방에서 가장 널리 사용되는 약초로 미나리과 식물의 뿌리를 건조시킨 약재를 말한다. 쌍화탕이나 십전대보탕에 주 재료로 쓰이는 대중적이고 중요한 약재이다.

혈액 순환을 촉진하고 진통 효과가 있으며 두통과 관절염에 두루 쓰인다. **관절염 치료와 통증 완화에 보조적인 역할을 할 수 있으며 만성적 통증이나 염증을 완화하고 기력을 회복하는 데 도움이 된다.**

항염증 작용

→ 당귀에 포함된 당귀산, 플라보노이드 성분들이 염증을 줄여주는 효과를 나타내며, 특히 '부자' 와 함께 사용하면 항염증 작용이 강해진다. 관절염, 류마티스 등의 염증성 질환에 도움이 될 수 있다.

진통 효과

→ 통증을 완화하는 데 효과적인 성분을 포함하고 있어 관절염으로 인한 통증을 줄이는 데 도움을 준다.

혈액 순환 촉진

→ 당귀의 혈액 순환 촉진 기능은 염증 물질을 빠르게 배출하게 하고 관절로 영양 공급을 원활하게 한다.

면역력 강화

→ 염증성 질환에 대한 신체의 저항력을 높여줄 수 있다.

항산화 작용

→ 강력한 항산화 성분이 포함되어 있어 세포 손상을 예방하고 노화를 방지하며 관절 건강에 기여한다.

당귀 섭취 방법

- 건조한 당귀를 차로 우려 마실 수 있으며 티백 형태의 제품도 있다.
- 건조한 당귀 가루를 음식에 첨가해 먹거나, 캡슐 형태로 된 건강기능식품으로 섭취할 수 있다.
- 닭고기와 영양 궁합이 좋으므로 주로 삼계탕 등에 넣어 먹는다.
- 자궁 수축 작용이 있으므로 임산부는 섭취하지 않는다.
- 성질이 따뜻한 약재이므로, 열이 많은 체질인 경우 주의한다.

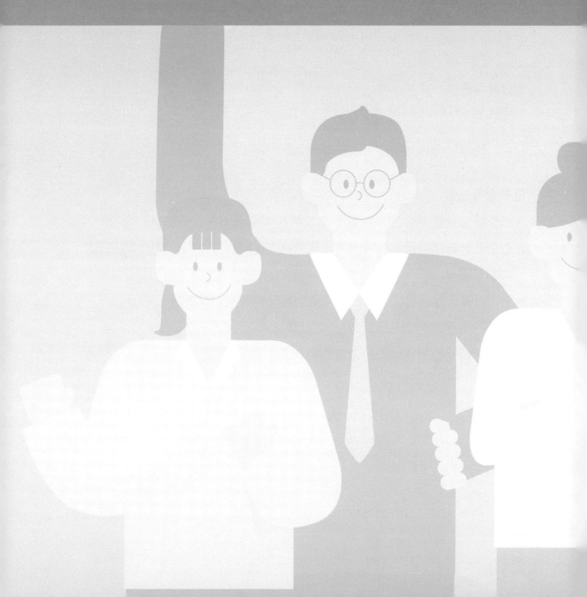

6장

건강을 되찾은 사람들

중년 여성의 당뇨병 극복기

◆
◆
◆

박○○ 씨(여, 55세)는 제2형 당뇨병을 10년 이상 앓아왔다. 꾸준히 병원을 다니며 약을 복용했지만 혈당 수치는 완화와 악화를 왔다갔다 했으며, 폐경기가 겹쳐 호르몬 질환까지 오면서 살이 쉽게 찌고 우울감도 심해졌다.

그러던 중 **건강을 되찾기 위해 근본적인 변화가 필요하다고 자각하고, 우선 식습관을 근본적으로 바꿔야겠다고 결심했다.** 제일 먼저, 그동안 스트레스 받을 때마다 즐겨 먹던 라면, 빵, 국수 등 면 요리를 완전히 끊고, 신선한 채소와 저염식 위주로 식단을 구성했다.

쌀밥 대신 현미밥과 잡곡밥을 먹고, 반찬은 전보다 싱겁게 조리하고, 설탕이 들어간 음식은 가급적 피했다. 등푸른생선을 주 3~4회 섭취하며 오메가-3 지방산을 섭취하고, 매일 다양한 쌈 채소(상추, 깻잎, 치커리 등)를 곁들여 섬유소 섭취를 늘렸다. 주변의 권유로 혈당 조절에 도움이 된다는 여주를 우려낸 차를 매일 2~3잔씩 마신 것도 식습관의 변화였다. 식단 변화뿐만 아니라 가벼운 유산소운동과 근력운동도 병행했다.

매일 30~40분간 빠르게 걷거나 유튜브를 보며 가벼운 근력운동을 하면서 신진대사를 활발하게 유지했다. 이러한 생활습관을 1년 동안 지속한 결과 공복혈당과 당화혈색소 수치가 정상 범위로 회복되었다.

의사도 놀라며 당뇨약을 중단해도 될 정도라고 평가했다. 박 씨는 "건강한 식습관과 꾸준한 관리만으로도 당뇨를 극복할 수 있다는 것을 몸소 경험했다"라며 "앞으로도 지금의 식단과 생활습관을 유지할 것"이라고 말했다.

심근경색으로 인한 위기감이 삶을 바꾸다

김〇〇 씨(남, 58세)는 몇 년 전 갑자기 심근경색으로 쓰러져 응급실에 실려갔다. 평소 고혈압과 고지혈증이 있었지만 건강에 대한 경각심이 부족해 술을 자주 마시고 운동은 거의 하지 않았다. 그러나 응급실에서 깨어난 순간 인생에서 가장 중요한 것이 건강이라는 사실을 깨달았다.

그날 이후 생활습관을 대대적으로 바꾸기로 결심했다. 첫 번째 변화는 술을 완전히 끊는 것이었다. 오랫동안 술자리를 즐겨왔던 그에게 쉽지 않은 결정이었지만 가족과의 행복한 미래를 위해 마음을 먹었다.

두 번째 변화는 꾸준한 운동이었다. 처음에는 간단한 걷기 운동부터 시작했다. 하루 30분씩 가벼운 산책을 하며 몸을 움직였고, 점차 체력이 향상되면서 조깅과 근력 운동도 병행했다.

식단 또한 개선했다. 흰쌀밥 대신 현미밥과 콩밥을 섭취했고, 식물성 불포화지방산이 풍부한 음식과 섬유질이 많은 채소, 과일을 적극적으로 섭취했다. 기름진 음식과 인스턴트식품을 피하고, 자극적이지 않은 식재료로 식사했다. 추가적으로, 건강기능식품으로 은행잎 추출물을 꾸준히 섭취했다.

이러한 노력이 결실을 맺어, 혈압이 점차 정상 수치로 돌아왔고 병원 검진에서도 긍정적인 평가를 받았다.

불면증 개선을 통한 삶의 질 변화

◆
◆
◆

최○○ 씨(여, 32세)는 취업 준비 시절부터 시작된 불면증으로 인해 오랫동안 수면의 질이 낮았고 이는 취업 후에도 지속되었다. 밤늦게까지 잠들지 못하고 뒤척이는 날이 많았으며 출근 후에도 피곤이 가시지 않아 업무 집중력이 떨어졌다. 또한 면역력이 약해져 감기에 자주 걸리는 등 건강상태가 좋지 않았다.

지속적인 피로와 건강 악화로 인해 병원을 찾았고 의사와의 상담을 통해 몇 가지 생활습관을 바꾸기로 결심했다.

우선 기존에 하루 두 잔 이상 마시던 커피를 완전히 끊기는 어려워 디카페인으로 바꾸고, 원래는 늦은 밤 야식을 즐겼으나 소화 부담을 줄이기 위해 야식도 완전히 끊어보았다. 또한 마음을 편안하게 하고 수면을 유도하기 위해 취침 전에 짧은 명상을 시작했다.

식단을 건강식으로 바꾸는 것은 현실적으로 쉽지 않았으나, 전보다 채소와 과일, 샐러드를 많이 섭취하고, 샐러드에 상추 종류의 채소를 많이 넣어 먹었다. 특히 불면증 개선에 효과가 있다는 흑상추도 따로 주문하여 거의 매일 샐러드로 섭취했다.

잠자리에서 휴대폰을 보던 습관을 바꾸기 위해 자정 이후에는 휴대폰에 손을 대지 않는 연습을 했다. 이러한 변화를 석 달 이상 지속하면서 점차 잠드는 시간이 빨라졌고 자다가 깨는 횟수도 줄어들었다.

아침에 일어났을 때 피로감이 전보다 줄었고, 낮 동안의 피로감도 점차 감소했다. 전반적인 컨디션이 개선되어가고 있음을 느꼈다. 현재는 수면의 질이 향상되면서 전보다 활력이 생겼으며, 앞으로도 건강한 생활습관을 유지하기 위해 노력하고 있다.

건강한 몸을 되찾기 위한 18개월의 노력

◆
◆

박○○ 씨(남, 35세)는 학창 시절 이후 고도비만으로 인해 자신감을 잃고 살았다. 거울 속 자신의 모습을 볼 때마다 한숨이 나왔고, 대인 관계에 위축감을 느껴 연애도 쉽지 않았다. 하지만 문제는 외모뿐만이 아니었다. 병원에서 당뇨 초기 진단을 받았고 심혈관 질환 위험이 높다는 경고를 들었으며, 무릎과 허리, 관절 통증까지 심해지는 상황이었다.

건강검진 결과를 받아들고 충격을 받은 그는 이대로 살면 안 되겠다고 결심하고, 생활습관을 하나씩 바꿔나가기 시작했다.

처음엔 간단한 걷기운동을 시도했으나, 몸무게가 많이 나가는 상태에서 무리한 운동은 부상을 초래할 수 있기에, 전문가의 조언을 받아 근력운동과 유산소운동을 병행하기로 했다. 주 3~4회 헬스장에서 트레이너의 도움을 받아 근력운동, 유산소운동(자전거, 빠르게 걷기)을 했다. 몇 달 지나며 점차 강도를 높여 고강도 인터벌 트레이닝을 시작했다.

다음으로는 술을 끊고 야식을 줄이기 위해 노력했다. 술을 곁들여 야식 먹기를 즐겼으나, 배달 앱을 터치하고 싶은 유혹을 뿌리치기 위해 앱을 지우고, 늦은 밤 라면과 치킨, 맥주를 즐겨 먹던 습관도 줄였다.

아침에는 단백질 위주의 건강한 식사(삶은 달걀, 닭가슴살, 견과류), **점심에는 현미밥과 채소, 단백질**(생선, 닭가슴살, 두부) **중심으로 식사하고, 저녁은 샐러드나 단백질 쉐이크로 대신했다. 또한, 독소 배출과 장 건강에 좋다는 차전자피차를 매일 마시는 습관을 들였다.**

처음엔 몸이 따라주지 않아 힘들었지만 3~4개월 후부터 조금씩 몸이 가벼워짐을 느꼈다. 체중계 숫자가 내려가기 시작했고 운동이 점점 더 익숙해졌다.

1년 반 후, 그는 무려 20kg 감량에 성공했다. 당뇨 수치도 정상 범위로 돌아왔고 혈압과 콜레스테롤 수치도 크게 개선되었다. 무엇보다도 무릎과 허리통증이 사라졌다. 대인 관계에서도 자신감이 붙고, 삶에 대한 태도도 긍정적으로 바뀌었다.

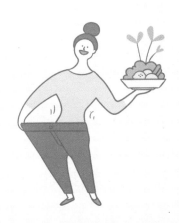

생활습관과 식단의 변화로 두 번의 암을 이겨내다

문○○ 씨(여, 50세)는 40대 초반에 유방암 초기 진단을 받았다. 청천벽력 같은 소식이었으나 조기에 발견한 것을 다행으로 여기고 항암 치료를 견뎌냈다. 그러나 몇 년 후 또 한 번의 큰 시련을 마주했다. 정기검진에서 갑상선암이 발견된 것이다. 다시 병원 생활이 시작되었고 수술과 항암 치료를 반복했다.

두 번째 암 투병을 겪으며 그녀는 몸과 마음을 근본적으로 바꾸어야 한다는 것을 깨달았다. 그래서 **갑상선암 치료를 마친 후, 먼저 식단부터 바꿨다. 가공식품과 과당, 설탕, 짠 음식을 끊고 자연식 위주의 식사를 시작했다.**

농장 직배송으로 주문한 유기농 채소와 항산화성분이 풍부하다는 과일들을 간식 대신 섭취하고, 통곡물과 견과류를 매일 섭취했다. 음식 조리에는 올리브오일을 사용하고 화학조미료 대신 천연 조미료로 맛을 냈다. 건강기능식품으로는 홍삼 농축액을 매일 섭취했다.

운동도 빠뜨리지 않았다. 매일 아침 규칙적으로 요가를 하며 몸과 마음의 균형을 맞췄다. 틈나는 대로 가까운 산을 찾아 등산을 하며 자연 속에서 치유의 시간을 가졌다. 처음에는 힘들었지만 점점 몸이 가벼워지고 활력이 생기는 걸 느낄 수 있었다.

이러한 생활습관 변화는 그녀의 몸을 조금씩 바꿔 놓았다. 예전보다 피로감이 줄었고 면역력도 눈에 띄게 좋아졌다. 무엇보다 마음가짐이 달라졌다. 암에 대한 두려움보다는 건강한 삶에 대한 감사가 커졌고 긍정적인 태도를 유지할 수 있게 되었다.

병원에서 5년 완치 판정을 받게 되자 그동안의 노력이 결코 헛되지 않았음을 깨달았다. 두 번의 암을 이겨낸 그녀는 이제 더 건강하고 행복한 삶을 살아가고 있다.

백내장 수술 후의 건강 관리법

이〇〇 씨(남, 70세)는 몇 년 전 백내장 수술을 받았다. 수술을 통해 시력은 어느 정도 회복되었지만 이후에도 눈 건강을 지속적으로 관리해야 한다는 의사의 조언을 받았다. 특히 노화로 인해 눈 건강이 점차 약해질 수 있고 당뇨 수치도 높았기 때문에 전반적인 건강 관리가 절실한 상황이었다. 그는 눈 건강을 위한 생활습관 변화를 실천하기로 하고, 제일 먼저 영양 섭취 부분을 개선했다.

시금치와 케일처럼 루테인과 히알루론산이 풍부한 채소들을 수시로 먹고, 블루베리, 블랙베리, 아로니아 등 베리류를 간식처럼 먹었다. 또한 혈액 순환을 돕고 혈당을 조절하기 위해 매일 걷기, 집 근처에 있는 낮고 완만한 산으로 가벼운 등산을 다녔다.

생활습관으로는 스마트폰과 TV 시청 시간을 줄이고, 안경은 블루라이트 차단 안경을 썼다. 무엇보다 눈의 건조함을 막기 위해 하루 1.5리터 이상의 미온수를 자주 마셨다. 이 같은 노력을 1년간 지속하자, 눈의 피로도가 줄어들고 안구 건조 증상이 완화되는 것을 느꼈다.

특히 전부터 심각하던 당뇨 수치가 서서히 감소하였고 전반적으로 체력과 컨디션이 향상된 것을 느꼈다. 최근의 건강검진에서는 당화혈색소 수치가 개선되어 주치의로부터도 좋은 평가를 받았다.

그는 "백내장 수술 후에도 꾸준한 관리가 중요하다. 눈 건강을 지키는 것이 곧 전반적인 건강을 지키는 길"이라며, 같은 고민을 가진 이들에게 건강한 생활습관의 중요성을 강조하고 싶다고 말했다.

전립선질환에서의 자유를 위해 삶을 바꾸다

◆
◆

김○○ 씨(남, 65세)는 배뇨 장애와 잦은 야간 배뇨로 인해 수면 부족과 생활의 불편을 겪고 있었다. 점점 증상이 악화되면서 배뇨 시 통증과 잔뇨감까지 심해져 병원을 찾았고, 검사 결과 전립선비대증 진단을 받았다. 약물 치료를 시작했으나 큰 효과를 보지 못하고 증상이 심해져 결국 수술을 결정하게 되었다.

수술 후 전립선 건강을 유지하고 전반적인 건강을 개선하기 위해 생활습관을 철저히 관리해야 한다는 조언을 들었다. **그는 우선 굴, 견과류, 토마토, 수박 등 아연과 리코펜이 풍부한 식품을 섭취하고, 전립선 건강에 좋은 것으로 알려진 건강기능식품**(소팔메토)**도 추가로 섭취했다.**

또한 주변의 권유로 매일 1숟가락씩 호박씨유를 음식에 섞어 섭취했다. 다음으로, 나이에 맞는 적절한 운동을 실천하며 체중을 관리하고 혈액 순환을 원활하게 하기 위한 노력을 감행했다. 주로 빠르게 걷기, 가벼운 근력운동, 케겔 운동 등을 병행했다. 무엇보다 전립선 건강에 악영향을 미치는 술을 완전히 끊었다. 카페인 섭취도 줄이고 물을 충분히 마셔 전립선의 부담을 줄이고자 했다.

6개월간 꾸준한 관리 후 김 씨는 다음과 긍정적인 변화를 체험하게 되었다. 제일 먼저 야간 배뇨 횟수가 줄어들며 숙면을 취할 수 있게 되었고, 배뇨 시 불편함이 감소하고 잔뇨감이 완화되었다.

전반적으로 활력이 증가하는 등 전반적인 건강 상태가 개선되었다. 그는 "단순히 치료에만 의존하는 것이 아니라 생활습관을 함께 개선하는 것이 얼마나 중요한지 깨달았다"며 앞으로도 건강한 식습관과 운동을 지속할 것을 다짐했다.

지긋지긋한 아토피 피부염과 건선 극복의 길

◆
◆
◆

어렸을 때부터 아토피 피부염을 앓아 온 장○○ 씨(여, 37세)는 출산 후 몇 년이 지나면서 피부 건강이 눈에 띄게 악화되었다. 육아로 인해 건강 관리를 제대로 할 수 없게 되자 건선 증상까지 겹치며 가려움과 염증이 심해지고 면역력도 약해져 일상생활에 큰 어려움을 겪었다. 대학병원 피부과를 전전하며 스테로이드제와 면역억제제, 광선치료 등 다양한 치료를 받았지만 다시 재발하기를 반복했다.

그러던 중 한의사의 조언과 인터넷에서 찾은 정보를 바탕으로 식단과 식습관을 대폭 바꾸는 방법을 시도해보기로 했다. 그녀는 결혼 전부터도 스트레스를 받을 때 맵고 자극적인 배달음식을 야식으로 먹기를 즐겨, 임신 기간과 수유 기간을 제외하고는 매운 음식과 맥주를 즐겨 먹었는데, 이로 인한 염증 반응을 줄이기 위해 맵고 자극적인 음식과 늦은 밤 음식 섭취를 중단했다.

또한 장 건강이 피부 건강과 직결된다는 점을 고려하여 유기농 채소와 과일을 매일 섭취했다. 오메가3의 항염 효과가 있다는 연어, 견과류를 식단에 포함시키고, 밀가루 음식과 정제 탄수화물 대신 현미, 퀴노아, 귀리 등 통곡물로 밥을 지었다. 해독 효과가 있는 스피룰리나 보충제와 콜라겐 보충제도 매일 섭취했다.

다음으로, 일주일에 3회 이상 꾸준히 헬스장에 나가 근력운동과 유산소운동을 하고, 화장품은 화학 성분이 적은 저자극 제품으로 바꾸고, 샤워 직후를 포함해 하루 2~3회 보습제를 발랐다. 이러한 노력을 1년쯤 지속하면서 극심한 가려움과 염증이 조금씩 완화되는 것을 느꼈다. 체중도 자연스럽게 감량되고 컨디션이 전반적으로 나아짐을 체감하면서, 지금과 같은 생활습관을 지속적으로 유지하기로 다짐하고 있다.

매일 걷기와 식습관 개선으로 되찾은 활력

김○○ 씨(남, 73세)는 60대 중반 이후로 쉽게 피로를 느끼고 기운이 없었다. 계단 몇 개만 올라가도 숨이 차고, 밤에 깊이 잠들지 못하는 날이 많아졌다. 몸이 무겁고 잔병 치레가 잦아지면서 예전처럼 손주들과 놀아줄 힘이 줄어드는 것을 체감했다.

다행히 큰 질병이 있는 것은 아니었으나 혈압과 당뇨 관련 수치가 고위험 직전의 경계선에 있어 지속적인 주의가 필요하고 운동을 꾸준히 하면서 활력을 늘릴 필요가 있다는 의사의 조언을 들었다.

관절이 좋지 않아 무리하면 안 된다는 조언에 따라 1만 보 걷기 대신 6천 보 이상 걷기를 매일 실천하기로 하고, 식단도 고기나 밀가루 면요리를 줄이고 생선과 쌈채소, 견과류를 자주 먹는 것으로 바꿨다.

자녀들의 권유로 항산화 건강기능식품을 섭취하고, 황기가 기력 회복에 좋다는 친구 권유에 따라 황기 뿌리를 달여 차나 물처럼 수시로 마시기 시작했다.

가끔은 삼계탕에 황기를 추가해 먹기도 하였다. 이렇게 식습관과 운동습관을 꾸준히 유지하고 한 1년쯤 지나면서 아침에 일어날 때 몸이 한결 가벼워지고 피로감이 줄어든 것을 느꼈다. 손주들과 공원에서 더 오래 놀아도 덜 지치는 자신을 발견했다.

지금은 매일 아침 8천보 이상 걷기를 실천하고 동네를 산책하는 습관을 거르지 않고 있다. 또한 복지관 문화센터에서 개설되는 취미 클래스에도 참여하는 등 새로운 활동도 즐기고 활기 있는 삶을 지속하기 위해 노력하고 있다.

류마티스관절염과 만성통증을 이겨내는 길

유○○ 씨(여, 55세)는 50대 초반부터 손가락과 무릎 관절이 붓고 심한 통증을 느끼기 시작했다. 시간이 지날수록 아침마다 손이 뻣뻣해지고 무릎이 아파 계단을 오르내리기가 어려워져 병원을 찾으니 류마티스관절염 진단을 받게 되었다.

처방에 따라 소염제와 진통제를 복용했지만 근본적인 해결이 되지 않는 것을 느꼈다. 우연히 염증을 악화시키는 음식에 대한 정보를 접한 후 식습관을 한 번 바꿔보기로 하고, 우선 우유, 치즈 등 유제품과 밀가루(글루텐 함유 식품)를 끊고, 대신 채소, 견과류, 올리브오일, 생선 등 항염 효과가 있는 자연식 위주의 식단을 시작했다.

또한 관절염 완화 효과로 유명한 약재인 우슬과 당귀를 차로 끓여 수시로 섭취했다. 식단을 바꾸고 몇 주 지나면서 몸이 한결 가벼워지고 아침에 일어났을 때 느껴지는 뻣뻣함이 줄어드는 것을 느꼈다.

또한 만성통증이 스트레스와도 깊은 연관이 있다는 것을 알게 된 후, 8주 코스의 마음챙김 명상 클래스를 수강하고, 이후 매일 아침과 저녁 15분씩 마음챙김 명상을 실천하였다.

꾸준한 식단 관리와 마음챙김 명상을 병행한 결과, 6개월 후에는 이전보다 통증이 절반 이상 줄어들었고 약에 대한 의존도도 낮아졌다. 무엇보다도 활력을 되찾고 아침에 좀 더 가뿐하게 일어날 수 있게 되었다는 점이 가장 큰 변화였다.

"이제는 아프다는 생각보다 건강을 지키고 있다는 생각이 먼저 들어요."

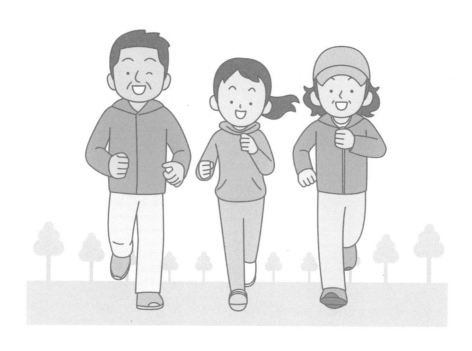

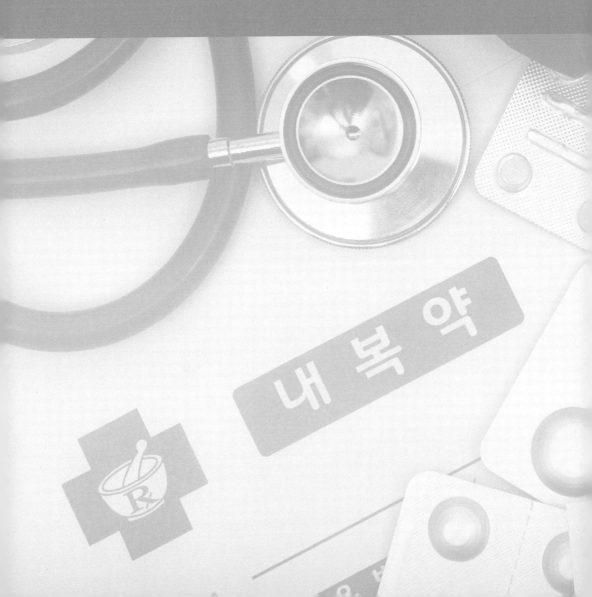

7장

만성질환에 대한 궁금증

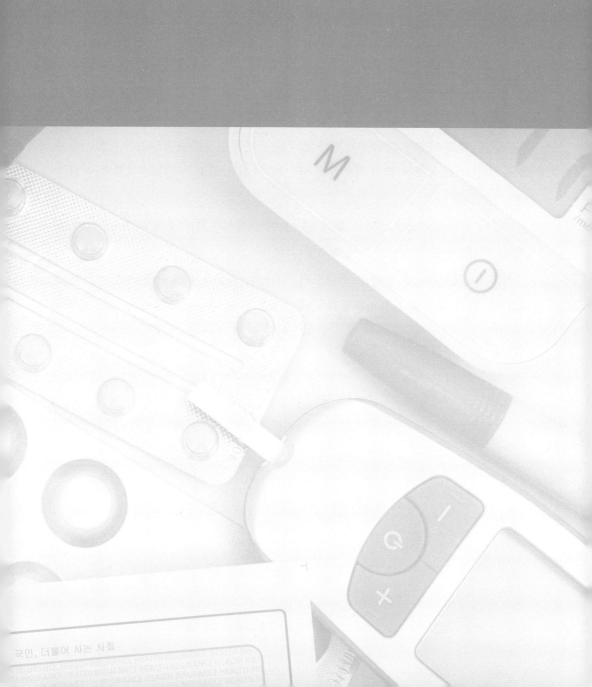

국민, 더불어 사는 사회

Q1
비만은 만성질환과 어떤 관련이 있나요?

A 비만은 고혈압, 당뇨병, 고지혈증, 심혈관 질환, 지방간, 관절염 등 다양한 만성질환의 발병 위험을 높입니다. 체내에 과도한 지방이 축적되면 심혈관계에 부담을 주고, 인슐린 저항성을 유발하여 당뇨병을 촉진할 수 있습니다.

또한, 과도한 체중은 관절에 과도한 부담을 주어 관절염을 유발하거나 악화시킬 수 있습니다. 간에 지방이 쌓여 지방간을 일으킬 수 있으며, 이는 간질환으로 이어질 수 있습니다.

따라서 체중을 건강한 범위로 유지하는 것이 만성질환 예방에 매우 중요합니다. 균형 잡힌 식단과 규칙적인 운동이 필수입니다.

식사 시에는 과식을 피하고 저칼로리, 고단백, 고섬유 식품을 선택하는 것이 좋습니다. 또한 꾸준한 유산소운동과 근력운동을 통해 체중을 감량하는 것이 효과적입니다.

Q2

당뇨병 환자가 가장 주의해야 할 생활습관은 무엇인가요?

A 당뇨병 환자는 혈당 조절을 위해 식사습관을 철저히 관리해야 합니다. **특히 정제된 탄수화물과 설탕, 액상과당이 많이 들어있는 음식을 피하는 것이 중요합니다.** 흰 쌀밥, 빵, 과자, 청량음료, 주스 등은 혈당을 급격히 상승시킬 수 있기 때문에 섭취를 자제해야 합니다. 대신 식이섬유가 풍부한 통곡물, 채소, 과일, 그리고 저지방 단백질을 포함한 균형 잡힌 식사를 유지하는 것이 좋습니다.

규칙적인 운동 또한 매우 중요합니다. 하루 30분 이상 유산소운동을 꾸준히 하는 것이 혈당을 안정적으로 유지하는 데 도움이 됩니다.

또한, 충분한 수면을 취하고 스트레스를 관리하는 것도 중요합니다. 스트레스는 혈당을 높일 수 있기 때문에 명상이나 요가, 심호흡 등을 통해 스트레스를 관리하는 것이 필요합니다.

Q3
고지혈증을 예방하려면 어떤 식습관을 가져야 하나요?

A 고지혈증을 예방하려면, 특히 포화지방과 트랜스지방을 피해야 합니다. 포화지방은 동물성 지방에 많고, 트랜스지방은 가공식품과 패스트푸드에 포함되어 있습니다.

이런 지방은 LDL(나쁜 콜레스테롤)을 증가시키며 심혈관질환의 위험을 높입니다. 대신 **불포화지방이 풍부한 음식, 예를 들어 올리브오일, 아보카도, 고등어, 연어와 같은 생선, 아몬드와 호두 같은 견과류를 섭취하는 것이 좋습니다.**

또한, 섬유질이 풍부한 음식을 섭취하면 나쁜 콜레스테롤 수치를 낮추는 데 도움이 됩니다. 식이섬유는 채소, 과일, 통곡물, 콩류에 많으므로 이를 자주 섭취하는 것이 중요합니다. 더불어 가공식품과 설탕의 섭취를 줄이는 것도 고지혈증 예방에 도움이 됩니다.

또한 기름에 튀긴 음식 대신 구이, 찜, 삶기와 같은 조리 방법을 사용하는 것이 좋습니다.

Q4

만성 신장병 환자는 단백질 섭취를 어떻게 조절해야 하나요?

A 만성 신장병 환자는 신장 기능이 저하됨에 따라 단백질 대사가 어려워지므로, 단백질 섭취를 신중하게 조절해야 합니다. 과도한 단백질 섭취는 신장에 부담을 줄 수 있기 때문에, 신장 기능에 맞는 적절한 단백질 양을 섭취해야 합니다.

고단백 식사는 피하고, 양질의 단백질(예: 생선, 달걀흰자, 두부 등)을 적정량 섭취하는 것이 좋습니다. 체내 노폐물 배출을 돕기 위해 충분한 수분을 섭취하는 것도 중요합니다.

단, 신장 기능에 따라 수분 섭취량은 달라질 수 있으므로, 전문의의 조언을 받는 것이 좋습니다. 신장병의 진행 상태에 따라 식단이 달라질 수 있기 때문에, 주기적으로 의료 전문가와 상담하여 자신의 상태에 맞는 식단을 관리하는 것이 중요합니다.

Q5

만성피로를 극복하려면 어떻게 해야 하나요?

A 만성피로증후군은 지속적인 피로감과 탈진을 유발하는 질환으로, 충분한 휴식과 수면이 필수적입니다. **수면의 질을 높이는 것이 중요하며, 규칙적인 수면 습관을 유지하고, 자기 전에 과도한 카페인이나 자극적인 음식을 피하는 것이 좋습니다.**

또한, 비타민D와 마그네슘, 오메가-3 지방산 등이 부족하지 않도록 식단을 신경 써야 합니다. 이들 영양소는 신경계를 안정시키고 피로감을 줄이는 데 도움이 됩니다. 규칙적인 운동도 중요한데, 과도한 운동은 피로를 가중시킬 수 있으므로 가벼운 스트레칭이나 산책, 요가와 같은 저강도 운동을 꾸준히 하는 것이 좋습니다.

스트레스를 관리하는 것도 만성피로 극복에 필수적입니다. 명상, 깊은 호흡법, 심리 상담 등을 통해 스트레스를 줄여야 합니다. 만성피로가 지속될 경우, 의료 전문가와의 상담을 통해 근본적인 원인을 파악하고 적절한 치료를 받는 것이 필요합니다.

Q6

만성질환에 대한 기능 의학적 접근은 어떻게 다른가요?

A 기능의학은 만성질환의 근본적인 원인을 파악하고, 이를 해결하려는 전체론적 접근 방식을 취합니다.

단순히 질환의 증상만을 완화하는 것이 아니라, 체내의 다양한 시스템(면역, 호르몬, 소화 등)**간의 불균형을 바로잡는 것을 목표로 합니다. 기능의학에서는 사람마다 체내 환경이 다르므로, 개인 맞춤형 진단과 치료 계획을 수립합니다.**

예를 들어 만성피로증후군의 경우, 피로의 원인이 호르몬 불균형, 독소 축적, 영양 결핍 등 여러 요인이 있을 수 있기 때문에, 각 요인을 체계적으로 파악한 후 식이 요법, 영양보충제, 스트레스 관리, 수면 패턴 개선 등을 통해 전반적인 건강을 회복하도록 돕습니다.

또 다른 예로, 당뇨병 환자라면 혈당을 조절하는 기능을 강화하고 인슐린 저항성을 개선하는 방법을 채택하며, 체내 염증 수치를 낮추고 장 건강을 회복하는 데 중점을 둡니다. 따라서 기능의학은 장기적인 건강을 위한 예방과 관리에 중점을 두고 있습니다.

Q7
한의학에서 만성질환 치료 원리는 무엇인가요?

A 한의학은 만성질환을 '체내의 기(氣)와 혈(血)의 흐름 불균형' 또는 음양의 불균형으로 보고, 이를 조화롭게 회복하는 방법을 사용합니다.

한의학에서는 신체를 하나의 유기적 시스템으로 보고, 각 기관과 에너지의 흐름을 고려하여 치료합니다. **만성질환을 개선하기 위해서는 침술, 뜸, 한약, 그리고 생활습관 개선을 통한 전반적인 체질 개선이 필요합니다.**

예를 들어, 만성 소화불량이나 위염은 비위의 기운 부족 또는 습기의 정체가 원인일 수 있습니다. 이때 침술을 통해 기혈의 순환을 돕고, 비위의 기능을 활성화시키며, 한약을 통해 소화 기능을 강화하고, 불필요한 습기를 배출하는 데 중점을 둡니다.

또한, 만성피로와 스트레스 관련 질환에는 침술을 통한 신경계 안정과 한약을 통한 기혈 보강으로 체내 균형을 맞추는 방법을 사용합니다.

한의학은 자연적인 치료법이기 때문에 환자의 체질에 맞춘 맞춤형 치료를 제공하며, 약물의 부작용 없이 천천히 회복할 수 있는 장점이 있습니다.

Q8

한의학에서 만성질환을 개선하기 위해 주로 사용하는 치료법에는 어떤 것이 있나요?

A 한의학에서 만성질환을 개선하기 위해 사용되는 주요 치료법은 침술, 뜸, 한약, 그리고 생활습관의 변화입니다.

첫째, 침술은 기혈의 흐름을 조절하고, 신체의 불균형을 바로잡는 데 매우 효과적인 방법입니다. 만성 통증을 앓고 있는 환자에게 침술을 통해 해당 부위의 기혈 순환을 촉진하여 통증을 완화시킬 수 있습니다.

또한, 침술은 신경계를 자극하여 스트레스를 완화하고, 자율신경의 균형을 맞추는 데 도움을 줍니다.

둘째, 뜸은 특정 부위에 열을 가하여 기운을 활발하게 하고, 몸의 순환을 개선하는 데 사용됩니다.

특히, 면역력이 저하된 상태에서 뜸 치료는 체내의 에너지를 높이고, 냉증이나 만성피로를 개선하는 데 효과적입니다.

셋째, 한약은 각종 만성질환에 맞는 맞춤형 약재를 사용하여 체내의 균형을 바로잡습니다.

예를 들어, 만성 염증성 질환에는 항염증 효과가 있는 약재를 사용하고, 만성 소화 불량에는 소화 기능을 강화하는 약제를 처방합니다. 한약은 환자의 체질에 맞추어 조제를 하므로 부작용이 적고, 몸에 부담 없이 점진적으로 효과를 볼 수 있습니다.

마지막으로, 한의학에서는 생활습관 개선을 통해 만성질환을 예방하고 치료하는 데 중점을 둡니다. 규칙적인 식사, 적당한 운동, 그리고 정신적인 안정이 강조됩니다.

Q9

기능의학에서 만성질환 예방을 위한 주요 권장 사항은 무엇인가요?

A 기능의학에서는 만성질환 예방을 위해 '개인 맞춤형 건강관리'를 제시합니다. 예방은 단순히 질병을 피하는 것뿐만 아니라, 건강한 상태를 지속적으로 유지하는 것이 중요합니다.

첫째, 기능의학은 영양을 매우 중요하게 여깁니다.

특정 영양소의 결핍이 질병을 유발할 수 있기 때문에, 각 개인의 유전자와 환경에 맞는 맞춤형 식단을 권장합니다.

예를 들어, 염증이 있는 경우 항염증 식단(오메가-3 지방산이 풍부한 식사, 신선한 채소와 과일, 가공식품 제한)을 권장하고, 장 건강이 약한 경우에는 프로바이오틱스와 프리바이오틱스를 활용한 식단을 추천합니다.

둘째, 규칙적인 운동은 만성질환 예방에 필수적입니다. 운동은 혈액 순환과 면역력을 증진시키며, 심혈관 질환, 당뇨병, 비만 등 여러 질환을 예방하는 데 큰 도움이 됩니다.

셋째, 스트레스 관리와 수면 역시 중요합니다. 기능의학에서는 스트레스를 만성질환의 주요 원인 중 하나로 보고, 이를 관리할 수 있는 방법(예: 명상, 호흡, 마음챙김)을 제시합니다.

또한 충분한 수면이 면역력 회복과 질병 예방에 중요한 역할을 한다고 강조합니다. 마지막으로, 독소 배출도 중요한 예방 요소입니다. 기능 의학에서는 체내 독소를 배출하기 위해 충분한 수분 섭취와 해독을 돕는 식이요법을 권장하며, 환경적 독소나 화학물질의 노출을 줄이는 방법도 함께 다룹니다.

Q10
만성질환을 예방하고 관리하기 위해 기능의학과 한의학을 병행할 수 있나요?

A 네, 기능의학과 한의학은 서로 보완적이며, 두 가지 접근 방식을 병행하는 것은 매우 효과적일 수 있습니다. 기능의학은 질병의 근본 원인을 파악하고, 개인의 체내 환경에 맞춘 맞춤형 치료를 통해 건강을 회복하는 데 중점을 둡니다.

한의학은 기와 혈의 흐름을 조화롭게 회복하고, 체내 불균형을 바로잡는 데 초점을 둡니다. 두 방법을 병행함으로써 각자의 장점을 극대화할 수 있습니다.

예를 들어, 기능의학에서 제시하는 염증을 줄이는 식단과 생활습관 개선을 따르면서, 한의학에서 제공하는 침술이나 한약을 통해 체내의 에너지 순환을 촉진하고 면역력을 강화할 수 있습니다.

또한, 한의학에서 강조하는 정신적 안정과 기운의 회복이 기능 의학에서 요구하는 스트레스 관리 및 수면의 질 향상과 맞물려 서로 보완적 역할을 할 수 있습니다.

다만, 두 접근 방법을 병행할 때는 전문가와의 상담을 통해 개개인의 개별적인 상황에 맞춘 조정이 필요합니다.

Q11
관절염 환자에게 좋은 운동은 무엇인가요?

A 관절염 환자는 관절에 부담을 주지 않으면서도 근력을 강화할 수 있는 운동을 선택하는 것이 중요합니다. 걷기, 수영, 자전거 타기와 같은 운동은 관절에 과도한 스트레스를 주지 않으면서도 유산소 운동을 할 수 있어 추천됩니다. 수영은 물의 부력이 관절에 부담을 덜어주기 때문에 매우 유익합니다.

또한, 근력 운동도 관절을 보호하는 데 도움이 됩니다. 가벼운 덤벨을 이용한 팔 운동이나 저항 밴드를 이용한 다리 운동 등을 통해 근육을 강화할 수 있습니다. 요가와 필라테스는 유연성을 개선하고, 자세를 바로잡는 데 유익합니다. 무리한 운동은 관절을 손상시킬 수 있기 때문에 본인의 몸 상태를 고려해 운동 강도를 조절하는 것이 필요합니다. 운동 전에는 충분히 준비 운동을 하고, 운동 후에는 스트레칭을 통해 근육의 긴장을 풀어주는 것이 좋습니다.

Q12
천식 환자가 주의해야 할 생활습관은 무엇인가요?

A 천식 환자는 천식 발작을 유발하는 다양한 환경적 요인을 피해야 합니다. 집안의 먼지, 꽃가루, 애완동물의 털, 곰팡이, 찬 공기, 대기오염과 미세먼지, 화학성분 등은 천식 발작을 일으킬 수 있습니다.

집안을 깨끗하게 유지하고, 공기 청정기를 사용하는 것이 도움이 될 수 있습니다. 실내에서 담배를 절대 피우지 않도록 하고, 외출 시 날씨가 너무 추운 날이나 바람이 강한 날에는 마스크를 착용하는 것이 좋습니다. 규칙적인 운동은 폐 기능을 개선하고 체력을 향상시킬 수 있지만, 운동 중 호흡이 어려워질 수 있으므로 무리하지 않는 것이 좋습니다.

Q13
만성질환이 있으면 얼마나 자주 건강검진을 받아야 하나요?

A 만성질환 환자는 정기적인 건강검진을 통해 병의 진행 상황을 체크하고, 합병 증을 예방하는 것이 매우 중요합니다. 고혈압, 당뇨병, 고지혈증 등의 환자는 3~6개월마다 혈압, 혈당, 콜레스테롤 수치를 측정하는 것이 좋습니다. 신장, 간, 심장 등의 기능을 점검하는 검진도 필수적입니다. 당뇨병 환자는 눈과 발의 건강을 체크하는 것이 중요합니다. 검진 주기는 개인의 병력과 상태에 따라 달라질 수 있으므로, 주치의의 권고에 따라 정기적인 검진을 받는 것이 필수적입니다.

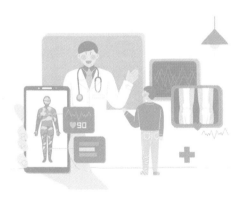

참고도서 및 언론자료

건강기능식품학 / 송봉준외 3인 / 모아북스

몸에 좋다는 영양제 / 송봉준 / 모아북스

내 몸을 살리는 혈행 건강법 / 송봉준 / 모아북스

부아메라의 기적 / 송봉준 / 모아북스

염증제로습관 50 / 이마이 가즈아키 / 시그마북스

노화와 질병 / 레이 커즈와일, 테리 그로스만 / 이미지박스

유전자가 세상을 바꾼다 / 김훈기 / 궁리

장이 살아야 내 몸이 산다 / 무라타 히로시 / 이상

아디포넥틴으로 건강 장수하는 법 / 시라사와 다쿠지 / 북플러스

크레이지 호르몬 / 랜디 허터 엡스타인 / 동녘사이언스

세로토닌의 비밀 / 캐롤 하트 / 미다스북스

몸이 젊어지는 기술 / 오타 시게오 / 청림

라이프 텔로미어 / 마이클 포셀 / 쌤앤파커스

내 몸 치유력 / 프레데리크 살드만 / 푸른숲

안 아프게 백년을 사는 생체리듬의 비밀 / 막시밀리안 모저 / 추수밭

자연은 알고 있다 / 엔듀로 비티 / 궁리

무엇을 먹을 것인가 / 콜린 캠벨 / 열린과학

'제2의 유전자' 장내미생물 연구로 '질병정복' 꿈꾼다 / 2018.04.04. 매일경제

항생제 오남용 슈퍼박테리아 재앙 부른다 / 2018.05.02. 매일경제

마이크로바이옴을 잡아라 유익미생물로 치료 / 2018.02.05. 매일경제

당신이 생각한 마음까지도 담아 내겠습니다!!

책은 특별한 사람만이 쓰고 만들어 내는 것이 아닙니다.
원하는 책은 기획에서 원고 작성, 편집은 물론,
표지 디자인까지 전문가의 손길을 거쳐
완벽하게 만들어 드립니다.
마음 가득 책 한 권 만드는 일이 꿈이었다면
그 꿈에 과감히 도전하십시오!

업무에 필요한 성공적인 비즈니스 뿐만 아니라 성공적인 사업을 하기 위한
자기계발, 동기부여, 자서전적인 책까지도 함께 기획하여 만들어 드립니다.

함께 길을 만들어 성공적인 삶을 한 걸음 앞당기십시오!

도서출판 모아북스에서는 책 만드는 일에 대한 고민을 해결해 드립니다!

모아북스에서 책을 만들면 아주 좋은 점이란?

1. 전국 서점과 인터넷 서점을 동시에 직거래하기 때문에 책이 출간되자마자 온라인, 오프라인 상에 책이 동시에 배포되며 수십 년 노하우를 지닌 전문적인 영업마케팅 담당자에 의해 판매부수가 늘고 책이 판매되는 만큼의 저자에게 인세를 지급해 드립니다.

2. 책을 만드는 전문 출판사로 한 권의 책을 만들어도 부끄럽지 않게 최선을 다하며 전국 서점에 베스트셀러, 스테디셀러로 꾸준히 자리하는 책이 많은 출판사로 널리 알려져 있으며, 분야별 전문적인 시스템을 갖추고 있기 때문에 원하는 시간에 원하는 책을 한 치의 오차 없이 만들어 드립니다.

기업홍보용 도서, 개인회고록, 자서전, 정치에세이, 경제 · 경영 · 인문 · 건강도서

모아북스 MOABOOKS 문의 0505-627-9784

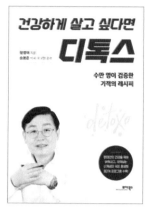

건강하게 살고
싶다면 디톡스

황병태 지음
240쪽 | 20,000원

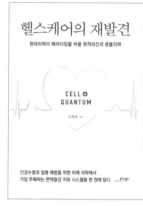

헬스케어의
재발견

김희태 지음
224쪽 | 18,000원

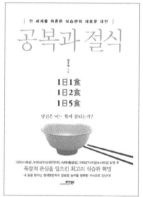

공복과 절식

양우원 지음
274쪽 | 14,000원

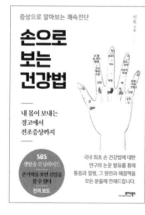

손으로 보는
건강법

이욱 지음
216쪽 | 17,000원

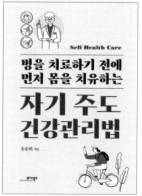

자기 주도
건강관리법

송춘희 지음
280쪽 | 16,000원

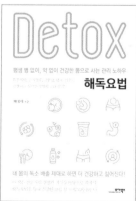

해독요법

박정이 지음
304쪽 | 30,000원

함께 읽으면 좋은 건강 도서

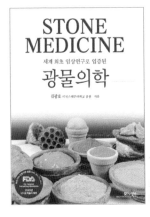

광물의학

김광호 지음
316쪽 | 25,000원

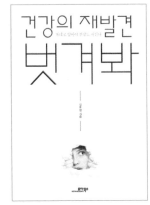

**건강의 재발견
벗겨봐**

김용범 지음
267쪽 | 13,500원

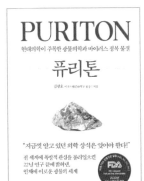

퓨리톤

김광호 지음
224쪽 | 22,000원

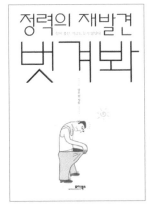

**정력의 재발견
벗겨봐**

양우원 지음
264쪽 | 14,500원

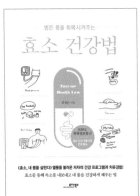

효소건강법
(개정판)

임성은 지음
264쪽 | 15,000원

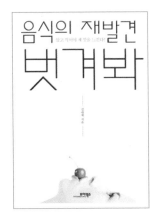

**음식의 재발견
벗겨봐**

김권제 지음
288쪽 | 13,500원

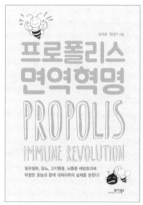

**프로폴리스
면역혁명**

김희성 · 정년기 지음
240쪽 | 14,000원

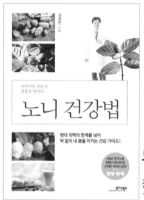

노니 건강법

정용준 지음
156쪽 | 12,000원

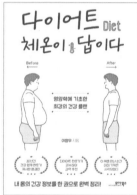

**다이어트
체온이 답이다**

이창우 지음
136쪽 | 13,000원

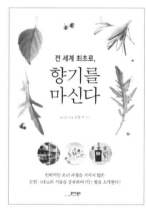

향기를 마신다

김용식 지음
144쪽 | 10,000원

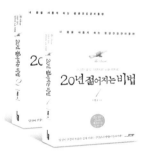

20년 젊어지는 비법 1, 2권

우병호 지음
1권 380쪽, 2권 392쪽 | 각 15,000원

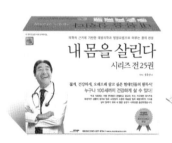
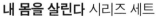

내 몸을 살린다 시리즈 세트

정윤상 외 24인 지음 | 75,000원

플러스 메모

더 건강하게 오래 사는 만성질환 정복법

초판 1쇄 인쇄 2025년 03월 10일
　　　2쇄 발행 2025년 03월 15일

지은이	송봉준
발행인	이용길
발행처	**모아북스** MOABOOKS

총괄	정윤상
디자인	이룸
관리	양성인
홍보	김선아

출판등록번호	제 10-1857호
등록일자	1999. 11. 15
등록된 곳	경기도 고양시 일산동구 호수로(백석동) 358-25 동문타워 2차 519호
대표 전화	0505-627-9784
팩스	031-902-5236
홈페이지	www.moabooks.com
이메일	moabooks@hanmail.net
ISBN	979-11-5849-264-9 03510

· 좋은 책은 좋은 독자가 만듭니다.

· 본 도서의 구성, 표현안을 오디오 및 영상물로 제작, 배포할 수 없습니다.

· 독자 여러분의 의견에 항상 귀를 기울이고 있습니다.

· 저자와의 협의 하에 인지를 붙이지 않습니다.

· 잘못 만들어진 책은 구입하신 서점이나 본사로 연락하시면 교환해 드립니다.

모아북스 MOABOOKS 는 독자 여러분의 다양한 원고를 기다리고 있습니다.
(보내실 곳 : moabooks@hanmail.net)